発達性トラウマ
「生きづらさ」の正体

公認心理師
みき いちたろう

ディスカヴァー携書
246

はじめに

眞子さまの診断名「複雑性PTSD」とは

2021年10月1日、ご結婚に関して、執拗《しつよう》な報道やバッシングにさらされていた眞子さまが「複雑性PTSD」と診断されたと宮内庁から発表がありました。おそらく、多くの一般国民にとっては「複雑性PTSD」という診断名は記憶には残らず、よくわからないけれど心身のご不調に対して診断がくだされた、と受け取ったのではないでしょうか。

いわゆる「PTSD（Post Traumatic Stress Disorder：心的外傷後ストレス障害）」が、災害など主として一回の出来事から不調をきたすのに対して、「複雑性PTSD（Complex PTSD）」とは繰り返し強いストレスにさらされることで心身に不調をきたすことをいいます。ジュディス・ハーマン（Judith Lewis Herman）という精神科医が提唱し、紆余曲折がありながら最近ようやく公式の診断基準として認められたものです。

私は、トラウマや愛着障害を専門にしている公認心理師ですが、今回のニュースに接した際、画期的な診断であると感じました。

専門家の中には、この診断名に異論もあるようです。おそらく基準通りであれば、「適応障害」か「うつ状態」などと診断されたことでしょう。公式の基準では、命の危険にさらされるようなストレスや症状が複雑性ＰＴＳＤの対象とされているからです。

ただ、診断名とは本来、適切な治療につなげるために付けられるものです。「適応障害」などの診断名が付いていた場合と「複雑性ＰＴＳＤ」とでは、伝わるメッセージが全く異なります。

第2章でも触れますが、もし「適応障害」と診断されたとしたらどうだったでしょう。「適応障害」もストレス関連障害ではありますが、診断名の印象から眞子さまご本人に責任が帰せられ、存在が脅かされるほどの重大な問題であることは曖昧になってしまいます。また、マスコミ報道や世論のあり方に警鐘を鳴らす効果も失われたと思われます。

さらに、眞子さまのように、ハラスメントなどによって周囲から急激に責められる、孤立した状況に陥る、といったことは誰の身にも起こり得ます。特に幼い子どもにとっては家族や学校は世界そのものです。そうした日常で起こる生きづらさに悩む人たちにとっても、今回の診断は大きな意味を持つと考えます。

「発達性トラウマ」は複雑性ＰＴＳＤの原因でもある

もう一つ、今回の診断が画期的だと感じるのは、複雑性ＰＴＳＤが本書のテーマである「発達性トラウマ」と関係があるためです。

あなたは本書のタイトルでもある「発達性トラウマ」という単語を見てどのようにお感じになったでしょうか？

「発達性？　発達障害というのは聞いたことあるけどな」「トラウマという言葉が付いているのはどういうことだろう？」など、人によって様々ですが、何か関心を引かれるものがあったことと思います。

「発達性トラウマ（Developmental Trauma）」とは、複雑性ＰＴＳＤの原因となる子ども時代に負ったトラウマのことです。

子どものころに家庭や学校などで負った慢性的な（反復性）ストレスが複雑性ＰＴＳＤの原因であることがとても多いのです（もちろん、眞子さまのように成人してからのストレスも同様に複雑性ＰＴＳＤにつながるトラウマの原因となります）。

そのため、発達性トラウマは、私たちが抱える生きづらさの原因を明らかにするものとして近年注目されています。複雑性PTSDという診断が公《おおやけ》になされるようになったということは、あわせてその要因である発達性トラウマについても今後広く知られるきっかけとなると考えられます。

トラウマ研究の第一人者であるベッセル・ヴァン・デア・コーク（Bessel van der Kolk）は『身体はトラウマを記録する』（紀伊國屋書店）の中で、「私たちの社会は今、トラウマを強く意識する時代を迎えようとしている」と述べています。

これはトラウマという概念が、ただいたずらに拡大解釈され適用されていく、ということを意味しません。そうではなく、様々な研究から明らかになったことを受けて、私たちが人間らしく生きるための要件とは何か、そしてそれを破壊するものとは何かを捉え直す時代が来た、ということではないかと思います。

その「生きづらさ」は発達性トラウマから来ているのかもしれない

トラウマ研究は、強い忌避感や無関心などからその歩みは決して順調とはいえませんでした。複雑性ＰＴＳＤも発達性トラウマも認知されるまでに長い時間を要しました。そんな中でも近年急速に研究が進み、トラウマは身近に扱えるものになってきたと感じます。トラウマ研究が足取り重く進んでいる間に、生きづらさを説明する言葉としてアダルトチルドレン、パーソナリティ障害、発達障害、新型うつ、ＨＳＰなどといった概念がその代わりを務めてくれていました。ただ、それらは「なんとなくそうだが、すべてを説明してくれていない」「名前が付いて安心するけれど、個別の当事者の解決策には必ずしもつながりにくい」といったものでもありました。そのために、次々にいろいろな概念が生まれては消費されてきたともいえます。

結論から言えば、「発達性トラウマ」あるいは「トラウマ」という概念から生きづらさを眺めてみると、多くのことが了解でき、適切なケアにつながっていくことがわかります。これまではトラウマというと、戦争や災害、レイプといったある限定された状況による症状（ＰＴＳＤ）というイメージでしたが、そうしたものとトラウマの全貌は異なります。

京都大学人文科学研究所の立木康介教授も、論文（「トラウマと精神分析」『トラウマ研究１　トラウマを生きる』（京都大学学術出版会））の中で「一部のタイプの『トラウマ』

のみが診断学的に、あるいは治療上、特権的な地位を享受しているようにみえる」「PTSDを特権化する一部の言論によってともすれば忘れられたり、その背後に隠れてしまったりする種類の『心的外傷』に、あらためて光を当てることが重要なのだ」としています。その光を当てる対象とは「日常風景といってもよい外傷」や、「家族の言説のなかにタブーとして存在し続け、間接的に、主体に対して持続的な影響をおよぼすような外傷」と表現しています。

本書では、近年の知見や私自身の現場での経験・体験をもとに、読者が感じているかもしれない生きづらさを、トラウマ（発達性トラウマ）という視点から照らしてみたいと思います。

発達性トラウマ

目次

はじめに　3

第1章　この「生きづらさ」はどこから来るのか？

原因のわからない生きづらさ　30
トラウマについて書かれた本を読んでもピンとこない、自分ごととは思えない　32
トラウマなんて存在しない？　33
トラウマの歴史は注目と忘却の繰り返し　35
自己理解のためのトラウマチェックリスト　37

第2章　トラウマをめぐる経糸《たていと》と緯糸《よこいと》
――〝第四の発達障害〟を生む発達性トラウマ

私は発達障害かも？　46
身近になった発達障害　48
発達障害の〝急増〟と違和感　49
「第四の発達障害」　50
トラウマと発達障害の症状が酷似する理由　51
トラウマへの理解を支える経糸《たていと》と緯糸《よこいと》　54
トラウマ研究の始まり　54
ヒステリーへの取り組み～ジャネ、フロイトの登場　56
長い無関心と、浅い歴史　58

「複雑性ＰＴＳＤ」の提起　58
ハーマンの提起に対する激しい批判　60
愛着（Attachment）研究の始まり　61
「愛着」とは何か？　62
児童虐待の発見　63
逆境的小児期体験（ＡＣＥ：Adverse Childhood Experiences）研究　64
脳科学が明らかにした虐待の痕跡　66
ポリヴェーガル理論（Polycagal Theory）　68
ＰＴＳＤとは何か？〜戦争、惨事、レイプなどの主として単回性のトラウマ　70
複雑性ＰＴＳＤ、発達性トラウマとは何か？〜長期に反復される慢性的なトラウマ　71
その他のストレス関連障害との関係について　75
私たちは誰もがトラウマを抱えている　76

第3章　トラウマがもたらす〝自己の喪失〟と様々な症状

トラウマの本質は「自己の喪失」　80
ログインしていないスマートフォン　83
症状① **過緊張**　85
症状② **過剰適応**　87
症状③ **安心・安全感、基本的信頼感の欠如**　89
症状④ **見捨てられる不安**　91
症状⑤ **対人恐怖、社会恐怖**　91
症状⑥ **他人と自然に付き合えない、一体感が得られない**　92
症状⑦ **脳や身体の興奮、過覚醒**　94
症状⑧ **能力、パフォーマンスの低下**　95

症状⑨　フラッシュバック（恥の感覚、自責感など）　97
症状⑩　ねじれた複雑な世界観　102
症状⑪　自他の区別が曖昧になる　103
症状⑫　理想主義的になる　104
症状⑬　暗黙のルールがわからない、他者の言葉に振り回される　106
症状⑭　自信のなさ、スティグマ感　107
症状⑮　自己開示できない、自分の人生が始まらない　108
症状⑯　過剰な客観性、自分の価値観で判断できない　109
症状⑰　時間の主権を奪われる〜ニセ成熟、更新されない時間、焦燥感　110
症状⑱　記憶がなくなる、思い出せなくなる　113
症状⑲　自分の感情がわからない、うまく表現できない　114
症状⑳　離人感、現実感のなさ　117
症状㉑　感覚過敏、感覚鈍麻　118

症状㉒ **葛藤やフラッシュバックによるパニック症状** 119
症状㉓ **〝無限〟の世界観** 120
そのほか、トラウマの影響によって生じる様々な症状 123
別の病気と診断されたものがトラウマによるものであるというケースも 124
トラウマの存在を前提とした診断とケアへ 124

第4章 トラウマを理解する ――ストレス障害、ハラスメントとしてのトラウマ

トラウマを「心の傷」として捉えない 128
トラウマとは「ストレス障害」である 131
ストレス障害として捉える利点 133
ストレスとは何か？ 134

何がストレスになるのか？　138
なぜシマウマは胃潰瘍にならないか？　139
生物は想定外のストレスに弱い　142
ストレスに対する意外な強靭さと脆弱性《ぜいじゃくせい》　144
ストレスに対する脆弱性の変数　146
脆弱性の変数から見たトラウマ　152
日常生活における持続的なストレスはトラウマの原因となり得る　155
成長過程でのストレス～愛着障害、発達性トラウマ　158
こんな場合もトラウマを疑ってみる　166
トラウマのもう一つの特徴～ハラスメント、心理的支配の影響は甚大　168
端緒となった「ダブル・バインド」の発見　170
ハラスメントは社会性や、よりよく生きようとする意思を悪用して入り込む　171
トラウマによって心身はどのように変わるのか　172

脳の変化　173
神経系の変化　175
内分泌系、免疫系の変化　179
認知、感情などの変化　180
自己（主体、セルフ）の変化　182
関係の変化　183

第5章　トラウマを克服する

トラウマ克服の全体像　186
①　環境を調整する　188
コラム　トラウマをケアする主な心理療法　192
②　身体（自律神経など）を回復する　194

コラム　トラウマに対する薬物療法　201
③　自己（主体、セルフ）を再建する　203
コラム　ハラスメントの構造を知る　220
④　記憶・経験を処理する　221
コラム　記憶を処理するアプローチ　229
⑤　他者（社会）とのつながりを回復する　230

おわりに　250
複雑性ＰＴＳＤ　診断基準（国際疾病分類第11版　ＩＣＤ—11）　255
参考文献　268

第1章
この「生きづらさ」はどこから来るのか？

「トラウマ」と聞いて、あなたはどんなイメージをお持ちでしょうか？

どこか遠い世界の話？　特別な体験をした人が被《こうむ》る症状？　耳にしたことがあるけれど詳しくはわからない……等々、そのイメージは様々だと思いますが、いずれにしても自分とは直接には関係のないものとお感じではないでしょうか？

トラウマは、遠い世界の存在ではありません。日常の不調や悩み、生きづらさといったあなたがふだん感じている症状としても現れています。トラウマは私たちにとって、とても身近な存在なのです。

本章ではこれから、トラウマによると思われるお悩みについて、身近なケースをいくつかご覧いただきます。

ケース1：緊張しやすい

40代の剛《つよし》さんは、営業課長ですが、緊張しやすいことに悩んでいます。例えば、会社の朝礼でいつも手や背中に汗をかきながら話をしている。頭が真っ白になって何を言っているかわからなくなることもしばしばです。一方、同僚や上司は涼しい顔で最近あったことをユーモアも交えて伝えています。

自分も同じように話そうとしますが、なかなかうまくいきません。もちろん、しっかり準備をすればできます。しかし、即興でそれができないことにコンプレックスを感じています。特に今は部下もいることから、余計に意識してしまいます。

期初の方針発表会で発表をしないといけないのですが、いつもなんとか乗り越えてヘトヘトになります。

最近、疲れもあって整体に行ったのですが、「剛さん、自然体ってわかりますか？」「いつも力が入っていますよ」と言われたそうです。そのことがきっかけで自分は自然体やリラックスがわからない、ということに気がついたといいます。

確かにお酒を飲むと気楽になることから毎日晩酌《ばんしゃく》をしていて、それを自然体と思っていました。しかし、素面《しらふ》の状態で自然体でいる方法がわかりません。そもそも、お酒を飲んでいるときも本当に自然体かどうか、それも怪しいと思うようになったのです。

ケース２：人の気持ちを考えすぎる

伊織《いおり》さんは、第一声で「すみません」と言いながらカウンセリングルームに入ってこられました。その後も、ペコペコしながら、「すみません」を繰り返していました。

なぜかわからないが強い罪悪感があり、人に気を遣いすぎることで悩んでいるとのことでした。他人の気持ちを考えすぎて、自分が悪いと考えてしまう。「怒られるかも？」とか、「申し訳ない」という気持ちが強く、すぐに謝ってしまうのです。

趣味で休日にテニスをしていますが、ミスショットがあるたびに「すみません、ごめんなさい」と口癖のように謝っています。この間は、何もミスをしていないのに、つい「すみません」と言ってコーチから笑われてしまったそうです。

友だちから「そんなことで謝らなくてもいいんじゃない？」と言われて、さすがに自分でもおかしいと思うようになりました。自信を持とうと思ってもどうしてもへりくだってしまうのです。自分を大事にする、ということがよくわかりません。

押しの強い人にいいように利用されたりすることもよくあります。

伊織さんが幼いころ、母親は病気がちでした。「自分が良い子ではないからお母さんは病気なのだ」と考えていたそうです。「子どもながらに何もできずに申し訳ない」と今でも罪悪感があります。父親は出張が多く、家にいることが少なかったそうです。弟は喘息持ちで、いつもその弟のことも気遣って、母親の代わりに家事やいろいろなお世話をしていたそうです。伊織さんにとっては、自分のことよりも周りのことを考えることが普通だといいます。

ケース3：人と打ち解けられない、うまく付き合えない

晴子《はるこ》さんは、40代の女性です。派遣社員としてお勤めの、笑顔の素敵な女性です。ある日ご相談に来られましたが、そのお悩みとは「人と打ち解けられない。うまく付き合えない」というものでした。「私は、友だちが少ない。本当の友だちと言える人はほとんどいない」「私が喋ると、場の雰囲気を壊してしまう」とおっしゃいます。

仕事での人間関係など役割がはっきりしている関係では特に問題を感じませんが、友人などとのプライベートな関係がとても苦手だといいます。今でも大学時代の付き合いや、趣味の集まりに誘われることがあるそうですが、友だち同士で行う展開の速いノリが苦手で合わせることができません。飲み会でもいつもどこか構えたようなぎこちない感じになってしまうというのです。

飲み会といった盛り上がる場で、自分だけが妙に冷めていることも珍しくありません。人見知りもあり、電車などで知り合いと二人きりになると、とても緊張し、面倒に感じます。根底には人への怖さもあり、なんとか克服しようと頑張っています。

コミュニケーションについて書かれた本、話し方の本などを読んでもみたそうです。人と打ち解けられるように、うまく付き合えるように頑張ってみたそうですが、うまくいきません。心理学を応用したと銘打ったセミナーや研修にもいくつか出てみました。最初はなんとなくうまくいくような気がしますが、やはりうまくいきません。結局、頭で努力してコミュニケーションを取っているだけで、自然に打ち解ける感じはないのです。コミュニケーションがうまく取れないことを隠そうと笑顔をつくることに精一杯です。内心では、寂しさ、孤独感に苛《さいな》まれています。

ケース4：経験が積み上がらない、ミスや不注意が多くて困っている

公務員としてお勤めの辰哉《たつや》さんは、年次でいえば中堅の職員になります。仕事でいろいろな経験をしてきましたが、自分の経験、スキルが積み上がっていく感じがしないことで悩んでいます。

長く仕事をしてきたはずなのにずっと新人のような感じで、仕事もその場で「こなしている」という表現がぴったりきます。いつもなんとかやり過ごしている感じなのです。自分より若手の職員のほうがよほどしっかり落ち着いて仕事ができているように感じます。

学生時代の友だちと久しぶりに食事をした際に、友だちが着実に経験を積んでいっている様を見て、自分が置いていかれているような焦りを感じたといいます。

緊張しやすいこともあって、人と関わる場面で本来の力を発揮することができません。ミスや不注意も少なくなく、上司にも指摘されますが、なかなか改善することができません。もしかしたら、自分はADHDなのかも？と落ち込むことがあります。

人にも気を遣うので、仕事のたびに、あれで良かったのか？と気になる事柄が消えません。休みの日もモヤモヤと考えてしまうことがあり、気が休まりません。そつなく仕事をしている後輩を見ると羨ましく感じます。

ケース5：人に対するイライラが止まらない

奈美《なみ》さんは30代の主婦です。人に対するイライラが止まらない、というご相談で来られました。

自分が思う合理的な段取り通りに動かない人、奈美さんの話をちゃんと聞いていない人、話が的確ではない人にイライラするのです。鈍くさい（と奈美さんが感じる）友だちに「あなたね〜！」から始まって、人としての心構えをついお説教してしまうのです。自分でもさすがにイライラしすぎだと思ったことが相談のきっかけです。

カウンセラーと話をする中で分析してみると、不安がとても強い、ということが見えてきました。常に安心・安全ではない世界の中で自分はなんとか危険をやり過ごそうとよく考えて行動しています。しかし、そのことがわからず空気が読めない呑気な他者にものすごく腹が立ってしまうようなのです。

実は奈美さんの父親は気分屋で急に怒り出すような人だったらしく、幼いときに無邪気に遊んでいたら、思いっきり頭を殴られたことがあったそうです。そのとき、「ああ、こんな不用意なことをしていた自分は愚かだったのだ」と思い、それ以来、いろいろなものに気をつけるようになったそうです。

また父親はご商売をされていて段取りにもとてももううるさく、家の中でも母親の段取りの拙《つたな》さをなじっては、よく喧嘩になっていたそうです。家族でたまにドライブに出かけても、渋滞につかまっては「お前らの段取りが良くなかったからだ！」とイライラし、夫婦喧嘩になります。正月も皆が食事に揃うのが遅いなどと、いつも機嫌が悪かったそうです。奈美さんは年末年始やお盆などは今でも良いイメージがありません。

ケース6：なぜだかわからないけれど自信がない、将来が不安

瑛《あきら》さんは、誰もが聞いたことがある有名大学を卒業し、業界トップの金融機関で働いています。上司からも期待をされていますが、いつも自分に自信がなく、自分の実力が偽物のように感じられるといいます。

自分はおかしい、自分は汚れている、というスティグマ感（罪悪感、劣等感）が強く、それが他者にバレないか、という不安が根底につきまとっているといいます。

「自分に自信がない」という訴えに相談を受けたカウンセラーも「そんな有名大学を出て、一流企業にいらっしゃるのに、ですか？」と思わず尋ねてしまうほどです。

瑛さんは、「いや、大学もガリ勉で入ったもので、周りの秀才たちとは違います」「今の会社も、学歴のおかげで入ったようなものです」と卑下するように答えるのです。瑛さんは、「かなり気張って接してはじめて堂々としていられる」といいます。頭の中で、自分を責める声がして、仕事でうまくいかないことがあると自分を罵倒してくるそうです。

そして、ずっと将来が漠然と不安であることにも苛《さいな》まれています。このまま自分の人生が何もないままで終わってしまうのではないか？　自分は何者にもなれないのではないか？というなんとも言えない不安があるのです。

そして、ビジネス書や自己啓発の本を読む間は癒やされますが、しばらくするとまた不安になります。休みの日も、何か研鑽を積んでいないと焦りと不安でいても立ってもいられなくなります。

ただ、例えば闇雲にビジネススクールや英会話を受講しても意味がないだろう、というのは頭ではわかるのです。しかし、何もしていないことが不安でしかたありません。一方、幼いころから受験勉強をしてきて、努力を続けて「もうこれ以上頑張り続けることはできない」という疲労感も感じています。異動することになったのですが、その忙しい部署で自分がついていけるか不安を感じています。

ケース7：依存症

健洋《たけひろ》さんは、買い物依存とアルコール依存傾向でお困りとのことでご相談に来られました。

収入は良いとのことですが、車や外食、ギャンブルなどでむしろ200万円ほど借金をしているとのことです。仕事では完璧主義で、何もかもちゃんとしないと気が済まないそうです。後輩にもいつも厳しい態度で接しています。

努力をしない同僚や上司にはとても腹が立ちます。幼いころのお話を伺うと、母親は勉強ができると褒めてくれますが、テストの点が悪いときなどは褒めてもらえなかったそうです。95点を取ったとしても100点でないことを責められたとおっしゃいます。母親は親身に話を聞いてくれるような感じではなかったそうです。

幼いころは夫婦喧嘩が絶えず、健洋さんが5歳くらいのときに両親は離婚し、母親は女手一つで妹と健洋さんとを育ててくれました。

母親はご自身が自立してストイックに子育てをしてきたこともあり、お子さんに対しても自立するように厳しく躾けてこられたそうです。健洋さんが弱音を吐いても、母親には全く共感してもらえず、それも今につながっているのではないか、とおっしゃいます。

収入やステータスとなるものでしか認められない、ということから内心の不全感がお金やモノやお酒に向かっているのではないか、とご自身で分析しておっしゃいます。

ケース8：パニックを起こしてしまう

50代の主婦の梨絵《りえ》さんは、パニック発作で悩んでいます。よくわからない不安が押し寄せ、過去の苦しかった思いと結びついて苦しくなります。

ストレスがかかっても発作が起きますが、安静時でも、過去を思い出した際や特にきっかけがなくてもパニック発作が起きます。これまでも何度かパニックで救急搬送されたことがあります。血圧や心拍数、血糖値が高いこともしばしばですが、病院で検査をしても身体には問題がありません。

梨絵さんは、母が気まぐれで支配的で、そのお母さまからかけられる否定的な言葉に振り回されてきました。その言葉に反発し見返してやろうと頑張ってきましたが、家庭内での相続などのトラブルをきっかけに、パニックを起こすようになったというのです。

原因のわからない生きづらさ

トラウマによって生じる症状はまだまだたくさんありますが、特に身近なケースを紹介しました。各症状の詳しい解説は第3章でご覧いただきます。

それぞれ、実際にあるケースをもとに、本人を特定できない形で再構成したものですが、いかがでしょうか？　皆さまにも当てはまるものがあったかもしれませんし、「私の場合は、もっとこんなことで悩んでいる」とお感じだったかもしれません。「えっ、こんな身近な悩みもトラウマが原因なの？」と思われたかもしれません。

内容は様々ですが、すべて発達性トラウマによると思われるケースです。各ケースについてほぼ共通しているのが、発達段階において、家庭や学校などで持続的・慢性的なストレスを受けてきたということです。

ある人は夫婦の不和、ある人は兄弟・両親・嫁姑など家族や親戚同士の揉め事に巻き込まれたり、親の過干渉や機能不全であったり、ある人はいじめやハラスメントを受けた結果であったりします。

そして、同じく共通するのが、生きづらさの原因がわからずに困っているということです。専門家に相談しようにもどこに相談していいかわからない。そもそも自分の苦しみをうまく言語化できない。生きづらさを表現する適切な情報もない。カウンセリングではとても良くなるようには思えない。かといって病院で治してもらえそうもない、と途方に暮れてしまっているのです。中には、「自分は発達障害では？」などと不安に思い、実際に検査、診断を受けているようなケースもあります（第2章でもご覧いただきますが、トラウマを負うと発達障害ととてもよく似た症状を呈することがわかっています）。

トラウマについて書かれた本を読んでもピンとこない、自分ごととは思えない

私もかつてトラウマから来る生きづらさに悩んでいました。過緊張もありましたし、過剰適応で周囲に過度に気を回してへとへとになることもありました。

なぜだかわからないけれど自信がない、罪悪感に苛まれる。さらに、感情が解離して、まさに外が見えないロボットに乗って自分を操縦しているような状態も経験しました。

自分の意志が思うように伝わらない。極端に言えば、楽しい、悲しいと思っていてもそれが表情とつながらずに「淡々としていますね」なんて言われ、なんとも言えない孤独を感じることもありました。

そんな状態では対人関係がうまくいくはずもありません。当然、仕事も空回りして本当にもどかしい思いをしました。さらに、そんな苦しみを表現しようにも言語化できません（実は言語化できなくなるのもトラウマの症状の一つです）。

絶望的な生きづらさがありますが、そばにいる人に状況が伝わらない断絶も感じました。

解決策を求めて様々な本を読みました。しかし、なかなかピンとくるものがありませんでした。今でしたら「慢性的なトラウマ（発達性トラウマ、複雑性ＰＴＳＤなど）」によると見立てられる症状群ですが、当時は理解を助けてくれる情報を得ることは容易ではなかったのです。

トラウマについて書かれた本を読んだ際も違和感がありました。そのどこか衒学的な雰囲気や、取り上げられている内容が戦争や災害、レイプ、性的虐待、児童虐待といった症例と症状が中心であったためです。

「何か遠い世界の話が書かれている感じだな……」「自分は性的虐待を受けたわけではないしな……」「自分のことが書かれていないな……」と落胆したことを覚えています。それから、自分の生きづらさがトラウマに由来すると知るまでには回り道が必要でした。

トラウマなんて存在しない？

解決策を求める中で「トラウマなんて存在しない」という言説もしばしば目にしました。代表的なものは、ベストセラーとなった『嫌われる勇気』（ダイヤモンド社）です。この本は、アドラー心理学を岸見一郎氏とライターの古賀史健氏が紹介した本です。

その中に「トラウマは、存在しない」という章があり、「アドラー心理学では、トラウマを明確に否定します」「われわれは自分の経験によるショック――いわゆるトラウマ――に苦しむのではなく、経験の中から目的に叶うものを見つけ出す」と書かれています。もちろんこれらは自己啓発として、あえて自助を求めるための表現なのかもしれません。ただ、とても印象的で、本書を取り上げた書評の多くも「トラウマなんて存在しない」の見出しで始まります。

私が目にした別の記事では、アメリカでトラウマの原因として児童虐待、近親相姦の訴えの真偽が争われた「記憶論争」を根拠にトラウマ自体を否定するものもありました。

私の知り合いの医師もかつては、「トラウマのクライアントなんてめったに会わないし、一般的なものではないと考えていた」と言います。日本ではＰＴＳＤという言葉も阪神大震災以後に新しい概念として認知されはじめたものです。そのため、トラウマなんて稀な問題だ、と考えるのも当然だったかもしれません。

かくいう私も回り道の途中、自分の生きづらさを自助努力でなんとかしようとしていた当時は、「トラウマなんてないんじゃないか？」「自分の悩みはトラウマによるものではない」と思っていました。そんなことを言う前に努力で頑張ろうという感じだったのです（当事者でもこんなものです）。

トラウマの歴史は注目と忘却の繰り返し

トラウマはその歴史においても、注目されては忘却され、ということを繰り返してきました。そこには様々な理由があります。

帝国主義、軍国主義の時代には、戦争のトラウマに過度な焦点を当てたくないという政治的な思惑からであったり、兵役拒否のための詐病と捉えられたり。家庭における近親者からの虐待という現実を認めたくない、という心理的な抵抗感、忌避感も根強いものがありました。様々な要因からその存在が率直に認められることはありませんでした。

しかも、トラウマが認知されるきっかけになったのが鉄道事故や戦争といった惨事、あるいは児童虐待、性的虐待であったがために、概念の形成は惨事、戦争、虐待に関する事象が中心となりました。そのために、それ以外の原因によって生じるトラウマは長く関心の外に置かれることになったのです。

結果として本章で取り上げたような生きづらさを抱えている方も、まさか自分がトラウマを負った当事者とは思いもしないということが生じてきました。

ただ、そんな中でも近年、ようやく身近な生きづらさとトラウマとが接続されるようになってきました。そのことについて、次章で見てみたいと思います。

本書をお読みの皆様の自己理解を助けるためのチェックリストを用意いたしました。よろしければ、ご自身に当てはまるものがないか、ご確認ください。

※このチェックリストは正式な診断基準や評価ではありません。あくまで自己理解のための参考としてご活用ください。

自己理解のためのトラウマチェックリスト

A．現在、以下のいずれかの状況、状態に当てはまりますか？　当てはまるもの全てにチェックをしてください。

□　緊張しやすい
□　人に気を遣いすぎる
□　人からどう思われるかが気になる
□　他人と気楽に付き合うことが苦手だ
□　他人の言動にイライラすることが多い
□　他人を心配したり、他人の問題に関わりすぎてしまうことがある

□ 他人の言葉に振り回されやすい
□ 問題が起きると、自分が悪いと考えてしまう
□ 人に嫌われることを過度に恐れてしまう
□ ひどい相手でもなぜか関わってしまう。うまく離れられない
□ つらい環境や嫌なことから逃げてはいけない、と考えている
□ 過去の嫌な出来事がしばしば思い出される
□ 過去の出来事に関連して恥や罪悪感、自責の念を感じることがある
□ 他人の感情に恐れを感じる。落ち着いて対応できない
□ 人との関わりを避けがち
□ 人が怖い、と感じる
□ 人と関わるととても疲れる
□ 不安を感じることが多い
□ うつっぽさや気分の落ち込みを感じることがある
□ イライラ、怒りを感じることが多い
□ 将来に不安や焦りを感じる。このままでいいと思えない

□ 責任を負わされることに恐れを感じる
□ 外出が億劫、外出を避けがち
□ 仕事において経験やスキルが積み上がる感じがしない
□ 仕事の全体像や要点がうまくつかめない
□ 整理整頓や片付けがうまくできない
□ 仕事などでミスが多い
□ 落ち着いてコツコツと成果を上げることができない
□ 自分がしたいことが何か、好きなことが何かがよくわからない
□ 自分の感情がよくわからない
□ 自分の感情をうまく表現することができない
□ 自分に自信がない
□ 自分には価値がない、と感じる
□ 自分を責める気持ちが強い
□ 自分はおかしい、ダメな人間だ、と感じることがある
□ 同世代に比べて自分は未熟、幼く感じる

- □ 自分を少し離れたところから見ている感覚がある
- □ 自分と世界との間に薄い膜を感じることがある
- □ 世の中や人生に虚しさを感じることがある
- □ 物事が積み上がっていくことを信頼できない（不意に壊れてしまうと感じる）
- □ 自分は何をしてもうまくいかないと感じる
- □ のんびりすることができない
- □ 頭や身体がソワソワしてどこか落ち着かないことがある
- □ 寝付きが悪い、眠りが浅い
- □ 人ごみや騒がしいところが苦手だ
- □ 視界にいろいろなモノが入ると集中できない
- □ 動悸、息苦しさ、不安などパニックに襲われることがある
- □ 頭痛、腰痛など原因がよくわからない身体の痛みや不調がある
- □ 自傷行為（リストカット、抜毛、殴打など）を行ったことがある
- □ アルコール、ギャンブル、買い物、仕事、過食、恋愛など依存傾向がある

B. あなたのこれまでの人生での出来事、経験についてお伺いいたします。
子ども時代を中心に、あなたがこれまでに体験、経験したもので、当てはまるもの全てにチェックをしてください。

□ 家族間の不和、不仲により、緊張や不安を感じることが多かった
□ 家族の暴言や暴力を目撃することが多かった
□ 親や家族が気まぐれで感情的な言動が多かった
□ 親や家族が世間体を過度に気にしていた
□ 親や家族は、他者への汚言、悪口を頻繁に口にしていた
□ 親や家族から蔑《ないがし》ろにされる事が多かった
□ 親や家族が過度に成果主義的な基準で自分を評価していた
□ 親や家族が自分に偏った考え、価値観を押し付けてきていた
□ 親や家族は、子どもの自分に対して無関心で関与が少なかった
□ 母親などの養育者が安定して自分に関わることが難しかった
□ 親の自分への態度は適切さ、一貫性を欠いていた

□ 親や家族は自分に対して否定的な言動が多かった

□ 親や家族は自分に対して不安やストレスを与える言動が多かった

□ 親（養育者）は親の役割を十分に果たすことができていなかった

□ その他、家庭内でストレスを感じることが多かった

□ 子どもの頃や幼少期の記憶が薄い。あまり思い出せない

□ 学校やクラブ、塾などでいじめを受けたことがある

□ 会社などでモラルハラスメントやパワーハラスメントを受けたことがある

□ 友人、知人などからモラルハラスメントを受けたことがある

□ パートナー、配偶者などからモラルハラスメントを受けたことがある

□ パートナー、配偶者などからＤＶを受けたことがある

□ 入院、手術など医療を受ける中で強い、あるいは長くストレスを経験したことがある

□ 性的な言動、ハラスメントを受けたり、性的な行為を強いられたことがある

□ 右記以外で、長く不安やストレスを感じて生活した経験がある

□ 右記以外で、精神的、身体的に極度のストレスを感じた経験がある

●結果の見方

・「A.（現在の状況、状態）」について1箇所以上チェックが付くことが必要です。

※紙幅の都合で、状況、状態は主要なもののみを挙げています。掲載している項目以外でもトラウマに関連する不調が生じている場合があります。

・その上で「B.（出来事、体験、経験）」についても、1箇所以上チェックが付くことが必要です（ただし、記憶を抑圧している場合もあるため、Bでチェックがつかない場合でも、Aでチェックが多い場合は、一度トラウマの影響を疑ってみる必要はあります）。

・チェックの数は、多いほうが深刻さは高いと考えられます。いくつ以上という基準は今回あえて設けていません。

第2章

トラウマをめぐる経糸《たていと》と緯糸《よこいと》

――〝第四の発達障害〟を生む発達性トラウマ

前章では身近な症状といくつかの事例をご覧いただきました。それぞれの方が自分の生きづらさの原因を知りたい、解消したいと懸命に工夫をされています。

そうしたトラウマに関連する症状のご相談でしばしば質問されるのが、「私はパーソナリティ障害ではないでしょうか？」あるいは、「私はＨＳＰではないでしょうか？」などというものです。心の悩みについて書かれた本はたくさん出版されていますので、その中で目に留まった情報が自分に当てはまるかどうかを尋ねているのでしょう。

生きづらさを説明するキーワードには流行り廃《すた》りがあり、「パーソナリティ障害」や「ＨＳＰ」などは少し前、あるいは最近注目された概念です。実は、「生きづらさ」という言葉自体もある種の新語で、２０００年代に入ってから広く用いられるようになった言葉です。

私は発達障害かも？

そうした近年の〝流行り〟の概念の一つに「発達障害」があります。ご相談の中でも、「自分はもしかしたら発達障害かも？と思うことがある」とおっしゃる方は少なくありませんし、実際に、ご自身の状態を発達障害と捉えている方もいらっしゃいます。

前章でご覧いただいたような症状、人間関係や仕事でうまくいかない状態が続けば、「もしかしたら、ADHDかも？」「自分は発達障害ではないか？」と思うのも無理はありません。

その一方で疑問も感じます。その疑問とは、「なぜ、トラウマを負った人たちは自分が発達障害ではないかと不安に感じるのか？」ということです。本来、発達障害とトラウマとは全く別の概念です。発達障害はスペクトラム（連続体）とされるように、誰しもが自分ももしかしたら？と思うことはあり得ます。しかし、そうしたことを割り引いても、トラウマでお悩みの方が自身の生きづらさの原因を発達障害に求めるというのは大変興味深い現象ですし、一般の方よりも目立つように感じます。

それもそのはずで、実はトラウマによって生じる症状と発達障害はとてもよく似ているからです。専門家でも容易には見分けがつかないほどに、トラウマを負った方の症状は発達障害のそれと酷似しているのです。

身近になった発達障害

発達障害は、なんらかの理由によって生じた、社会的な適応に問題を引き起こす脳や神経系の障害です。

かつては発達障害を専門にする医師もほとんどおらず、「発達障害を扱います」と手を挙げれば、たちまち日本で第一人者になれる、という状況であったといわれます。ここ20年ほどの間に、まさに急速に理解が進んできた症状です。書店にも関連する書籍が並び、テレビの情報番組で取り上げられることも珍しくありません。一般の方でも、専門家ほどではもちろんありませんが、発達障害とは何か？を理解されている方が思いのほか多いと感じます。

発達障害についての理解が進んだ要因としては、例えば職場で対応に困る人がいて、もしかしたら発達障害では？と感じて本を手に取ってみたり、家族や知人との関係に悩んで調べてみたり、実際に自分の子どもや家族が診断されて、といったことがあるかもしれません。身近な人に問題があると関心は高まります。

そして、さらなる理由として、冒頭でも触れましたように「もしかしたら、自分も？」

というような自分自身の悩みに関連した不安、関心が考えられます。そうしたことも後押ししてか「発達障害」という概念は身近なものとなっています。

発達障害の〝急増〟と違和感

発達障害という概念が普及し、診察できる医療機関も増えると、発達障害と診断される件数が急増します。

例えば、2019年に国公私立の小・中・高等学校において通級による指導を受けている児童生徒数を調べた文部科学省の調査によると、発達障害（ADHD、自閉症スペクトラム障害、学習障害）は、年々増加しており、10年で4・3倍となっています。こうした増加は、日本も含め先進国では共通した事象のようです。

そして、そんな急増について違和感や疑問が生じてきます。なぜなら、先天的なものとされてきた発達障害が、診断が広まったとはいえ、急激な上昇を続けることはさすがにおかしい、と考えられるからです。

その中でも特に子どもの虐待などを扱う医師たちは、虐待を受けた子どもと発達障害と診断される子どもとが重複すること、症状が酷似していることを目の当たりにします。「酷似」とは文字通りのことで、専門家の診断や専門のテストを行っても区別できないほどに発達障害と虐待を受けた子どもは同じ症状を示します。社会性の障害、コミュニケーション障害、感覚過敏、注意欠陥、衝動性など、発達障害の特徴とされることがそのまま生じるのです。

「第四の発達障害」

医師の杉山登志郎氏もそんな疑問を感じた一人です。臨床での経験を通じて杉山氏は虐待によって発達障害のような症状となることを「第四の発達障害」として提唱するようになります。

「第四」とは、第一が精神遅滞、肢体不自由などの古典的な発達障害、第二が自閉症やアスペルガー症候群、第三が学習障害、ＡＤＨＤなどの軽度発達障害という分類に続いての四番目の症候群という意味です。

海外でも杉山氏らの提起の少し前に、アメリカのヴァン・デア・コークが、同様の提起を行っています。それが**「発達性トラウマ障害（Developmental Trauma Disorder）」**です。虐待や幼少期の不適切な養育などによるトラウマ（発達性トラウマ）よって複雑性PTSDに至る病態について、主として子どもへの適切な診断を目的に包括的な概念を作る必要性を訴えています。

実は、発達障害との類似性は愛着障害の臨床、研究においても指摘されています。日本では、医師の岡田尊司氏の著作（『発達障害と呼ばないで』（幻冬舎新書）等）などを通じて知られています。愛着障害と発達性トラウマは、同様の事象をそれぞれに捉えた概念です。

トラウマと発達障害の症状が酷似する理由

「第四の発達障害」という名称で問題提起されていますが、もちろん、発達障害そのものではありません。トラウマに由来して発達障害のような症状を呈するということです。

では、どうして本来別のもの同士が酷似するのでしょうか？　偶然にしても奇妙なことです。なんらかの要因を共にしなければ、これほど酷似しないはずです。残念ながら、まだその理由について明確なことはわかっていません。ただ、考えられるのは、〝発達〟そして〝適応〟が阻害される点に共通項があるのではないか、ということです。

発達障害の原因は遺伝要因、環境要因の大きく2つに分けられます。従来は遺伝によるものとされていましたが、近年は様々な研究によって環境要因への暴露が主因ではないかと指摘されています。

一方、後に詳しくご説明しますが、トラウマも環境要因（極度の、あるいは持続的なストレス）にさらされることで症状が生じます。不適切な養育などのストレスを受けると脳や神経系にダメージが生じることがわかっています。

発達障害は主として生まれる前、胎内で受けたなんらかの環境因子のストレス、ダメージによって発達が阻害されるのに対して、トラウマや愛着障害は生まれた後に不適切な養育、虐待、その他のストレスを受けて発達が阻害されるものだということです。

トラウマと発達障害が酷似する要因は、どちらもタイミングや内容は違いますが、環境からのストレスによって〝発達〟が阻害される点を共にしているためだと考えられます。

そして、胎内の環境因子による発達障害に対し、生後に生じるトラウマ由来の症状は、発達障害に比べて改善の余地が高いと考えられます。

さらにもう一つ、発達障害は「発達障害＝発達凸凹＋適応障害」と表されるように、環境や社会への適応を妨げられることが発症を促進するとされます。トラウマでも同様に、自己喪失や社会からの離断によって〝適応〟が阻害されることも、トラウマの生きづらさが発達障害のそれと類似する理由の一つと考えられます。

発達障害とトラウマの症状が酷似するということは、これまで発達障害と診断されてきたケースの中に、実はトラウマや愛着障害を原因とするケースが多く含まれている、ということでもあります。発達障害は発達検査などのテストを通じて診断されますが、そうしたテストによっても発達障害とトラウマ、愛着障害とを鑑別することはできません。さらに、当日の調子が悪い場合は、検査結果が信頼に足るものにはなりません。ただ実際は曖昧なまま行われ、診断がくだされているケースも少なくないようです。

トラウマへの理解を支える経糸《たていと》と緯糸《よこいと》

「第四の発達障害」あるいは、「複雑性PTSD」という概念は、それだけで成立したものではありません。杉山氏も当初は同業の医師から強い反発を受けたそうです。新しい概念が認められるためには、様々な支えが必要です。トラウマ研究とは別に明らかになった調査、研究が緯糸《よこいと》を通すようにエビデンスを蓄積してきたことが、今日につながっています。

トラウマについてよりよく理解するために、ここで一度経糸《たていと》であるトラウマの歴史を確認しながら、緯糸として下支えとなった研究についてご紹介したいと思います。歴史を知っておくことは当事者の自己理解や問題の解決にも役に立ちます。

トラウマ研究の始まり

トラウマ研究の始まりは19世紀後半に遡《さかのぼ》ります。当時新しいテクノロジーであった鉄道が普及し、それに伴い鉄道事故も増加していました。鉄道事故には、それまでにない特徴がありました。それは日常生活にありながら、突然巨大な規模の惨事が生じるということです。

「鉄道脊椎症」

事故の対応にあたった医師たちを困惑させたのは、外科的に外傷を負う死傷者が多数生じたことはもちろんですが、外傷がないにもかかわらず、苦痛や不調を訴える人が続出したことです。

現代から見ればPTSD（心的外傷後ストレス障害）であることがわかりますが、当時は、身体には問題がないにもかかわらず症状に苦しむ理由がわかりませんでした。イギリスの外科医エリクセン（John Eric Erichsen）は事故の衝撃で脊椎の振盪《しんとう》が生じたことが原因ではないかとして、そうした症状を「鉄道脊椎《せきつい》症」と名付けました。鉄道事故は安全に関する技術の進展とともに少なくなり、「鉄道脊椎症」への関心は下火となっていきます。

「シェル（砲弾）ショック」「戦争神経症」

代わりに注目されたのは、同じく新しいテクノロジーの導入で大規模化していた戦争の被害者に見られた症状です。戦争も機関銃など新兵器の登場で、かつてないほどの大量の死者が発生するようになっていました。

その中で外傷以外に様々な症状に苦しむ兵士への対応が問題となりました。そうした症状は当時、「シェル（砲弾）ショック」や「戦争神経症」という名で呼ばれていました。「鉄道脊椎症」と同様に、爆発のショックで脊椎に振盪が生じたためではないか、と考えられたのです。

しかし、戦争が終わるとまた、それらの症状への関心は急速に下火となっていきます。本格的に注目されるようになるのは、時代がさらに下り、ベトナム戦争以降を待たなければなりません。

ヒステリーへの取り組み〜ジャネ、フロイトの登場

もう一つのトラウマ研究の流れがあります。それは、同じく19世紀後半に盛り上がりを見せていたヒステリーに関する様々な取り組みです。パリなどを中心にメスメル（Franz Anton Mesmer）やシャルコー（Jean-Martin Charcot）といった医師たちが磁気療法や催

眠などを用いてヒステリーの治療にあたり、その効果が注目されていたのです。

そうした中から登場するのがジャネ（Pierre Janet）、そしてフロイト（Sigmund Freud）です。ジャネはフランスの心理学者で、処理されないトラウマ性記憶がヒステリーを生む、というように心理的な現象としてヒステリー、トラウマを捉えていました。意識から切り離された記憶、トラウマが身体化し症状を生む、というもので、現在では「解離」といわれる事象を先取りしたものでした。

一方のフロイトも、日常に潜む体験によってヒステリーが生じると考えていました。そして研究を進める中で、幼少期の性的虐待を原因と見立てます。しかし、学会での批判と、必ずしも性的虐待の訴えが事実ではないということから、よく知られるようにフロイトは方向転換していくことになります。

フロイトの挫折をなぞるように、１９９０年代のジュディス・ハーマンによる複雑性ＰＴＳＤの提唱と「偽の記憶」論争など、その後のトラウマ研究においても同様の提起と批判が繰り返されます。

長い無関心と、浅い歴史

この後、時代がかなり下り、ハーマンを取り上げますが、フロイトからハーマンまでの間にも、フィレンツィ（Ferenczi Sandor）、カーディナー（Abram Kardiner）などフロイトの後継者が研究を行っていました。ただ、まとまって研究されることはなく、実は、トラウマ研究はずっと低調でした。ほぼ無関心な時代が続くことになります。

通常、研究の歴史というと、時代の流れに沿ってある一定の厚みで進むイメージがありますが、トラウマ研究はそうではありません。一時、注目が向けられたかと思うと、長い無関心や忘却の時間が訪れることが特徴です。ジャネやフィレンツィも１９８０年以降に文献が掘り起こされてはじめてその研究の存在が明らかになっています。トラウマ研究が本格的になされるのは、実は１９８０年代以降と、とても歴史の浅い分野なのです。

「複雑性ＰＴＳＤ」の提起

ジュディス・ハーマンは、主に１９８０年代以降に活躍したアメリカの女性精神科医です。アメリカでは1970年代ごろから、フェミニズムの高まりを受け女性の強姦被害者の症状が注目されるようになっていました。性的暴力の後遺症が戦争神経症と酷似していることから「レイプ・トラウマ症候群」と命名され学会誌にも掲載されました。

ハーマンはそうしたフェミニズム運動の流れも受け、女性の性的な暴力、性的虐待、DVなどへの支援、治療を行うなどの活動を行っていました。そして、1992年に『心的外傷と回復』（みすず書房）という書籍にその成果をまとめて発表します。

戦争や災害など一回性の惨事から来るトラウマ、PTSDに対して、日常での暴力や虐待は繰り返し行われます。さらに、そうしたケースでは対人での支配的な関係性に長期にわたり置かれることから、戦争などの惨事でも生じるPTSDの症状に加えて、「自己の無価値感や敗北感」「対人関係や社会参加の困難さ」といった生きづらさを生み、被害者を長く苦しめます。

こうした反復性のトラウマをハーマンは「複雑性PTSD」として概念化し、提起したのです。そして、2018年に世界保健機関（WHO）の国際疾病分類の正式な診断名として採用されることになるのですが、この概念が正式な概念名として採用されるまでには紆余曲折がありました。

ハーマンの提起に対する激しい批判

紆余曲折とは、一つにはトラウマの原因として取り上げた当事者の訴えが治療者からの暗示によって形成された〝偽の記憶〟ではないか？という疑問や反論が呈されたことです。実際に、別の学者が偽の記憶を作り出す実験を行いました。そして、暗示によって偽の記憶が作り出されることを示して批判を行っています。さらに、性的虐待の加害者とされた親が裁判を起こすなど泥仕合の様相を呈します。

フロイトもそうですが、日常に潜む体験とトラウマとを接続させるには、パイオニアの先駆的な研究や経験、使命感、当事者の記憶だけではあまりにも脆弱でした。

フロイトが約100年前に、当初日常に潜む出来事にトラウマの要因を求めた予見は鋭く、ある意味、現代の発達性トラウマや複雑性PTSDを先取りしているといえます。ただ、先ほどの繰り返しになりますが、そうした予見が広く認められるためには、それを支える〝インフラ〟として周辺に様々な調査や研究、そして社会意識の変化が必要となります。

そして、それらの支えは、トラウマ研究とは直接には関係しないところからもたらされます。

愛着（Attachment）研究の始まり

第二次世界大戦後、イギリスの精神科医ジョン・ボウルビィ（John Bowlby）は、当時問題となっていた戦災孤児の心身の不調（「施設病」と呼ばれた）に関わることになります。施設病とは、孤児たちが、栄養などが十分であるにもかかわらず、現代でいうところの自閉症のような症状を呈し、成長の遅れや高い死亡率を示すなどの現象を指します。

世界保健機関（WHO）の委託を受けたボウルビィが調査を行い明らかにしたのは、母親など特定の養育者との関係が剥奪《はくだつ》されることが子どもに与える影響の大きさでした。ボウルビィはそれを最終的に『母子関係の理論』（岩崎学術出版社）という書籍にまとめます。のちに医学、心理学や教育など多方面に大きな影響を及ぼすこととなる**「愛着理論（Attachment theory）」**が形となるのです。

「愛着」とは何か？

「愛着（Attachment）」とは、簡単に言えば、親と子の絆のことです。愛着は幼少期には親の存在や養育という物理的なものですが、成長するにつれて精神的に内面化し、その人の心身の安定の基盤となる、と考えられています。愛着は「安全基地」という喩《たと》えでも表現されるように、私たちに安心・安全感など発達の基盤を提供するものです。

愛着は主として生後半年から2歳半までの間に形成されます。ここで大切なのは、愛着は特定の養育者との間で形作られるということです。なぜ孤児院などでは愛着が十分に形成されないかといえば、担当が入れ替わり立ち替わり養育に関わるなど愛着形成に必要な特定の養育者との関係性が存在しないためです。物理的に衣食住が提供されるだけでは、愛着はうまく形成されないのです。イスラエルの共同体キブツでの実験などでもそのことが明らかになっています。

愛着形成にとって大切なことは、親の関わりが一貫して安定していることです。反対に、過干渉であったり、無関心であったり、不安定であるなどといった養育者の態度の一貫性のなさは愛着形成の妨げとなります。それどころか、愛着不安、愛着障害と呼ばれる状態になると、成長してからの心身の健康が阻害されることがわかっています。

例えば、うつ病や依存症などの精神障害の有病率が上がる。自己免疫疾患や肥満、高血圧、糖尿病などの症状に罹《かか》りやすくなる。さらに、社会にうまく適応できずに孤独や生きづらさを強いられる、等々。

愛着についての研究によって、これまでよくわからなかった成長後の生きづらさや身体の症状と養育との関係が明らかになったのです。

児童虐待の発見

当然のことながら、児童虐待、ネグレクトなどは愛着障害の大きな原因となります。アメリカでは1960年代ごろから児童虐待が公式に認知されるようになります。C・H・ケンプ（C. Henry. Kempe）が、1962年に発表した研究においてはじめて「被虐待児症候群」という言葉を提唱します。さらに1964年には、全米で虐待を発見した際の通告義務制度が導入されます。社会が本格的に虐待を認め、対処するようになるのです。

そして1970年以降認知される件数が増加し、ボウルビィが調査したような施設だけではなく、一般家庭においても虐待を受けた子どもたちが心身に様々な問題を抱えていることが明らかになるのです。

逆境的小児期体験（ACE：Adverse Childhood Experiences）研究

保険会社に勤務していたアメリカの内科医ヴィンセント・J・フェリッティ（Vincent J Felitti）は、病的に肥満した患者のほとんどが過去に性的虐待を受けていることを偶然発見します。

その偶然の発見をきっかけにフェリッティは、カイザーパーマネンテという保険機構の医療センターなどの協力を受け、一般人を対象にした大規模な調査を行うことになります。その調査とは、小児期の逆境体験を網羅した調査票を用意し、逆境体験の有無を確認するものです。逆境体験とは、子どものころに受けた虐待やネグレクト、親の離婚などのことです。

そしてフェリッティは、1995年から97年にかけて2万6千人に依頼し、最終的に約

１万７千人が回答しました。その結果とすでに記録されていた医療記録とを比較したのです。これが、「逆境的小児期体験（ＡＣＥ：Adverse Childhood Experiences）研究」と呼ばれる調査です。

調査票は10の設問からなり、それぞれに「ある」と答えた場合は１点加算され、０〜10点の範囲でＡＣＥスコアを算出するものです。すると、小児期に逆境を経験しなかった人は３分の１にすぎず、トラウマとなるような逆境を体験した人は想像よりもはるかに多いことが判明したのです。そして、医療記録との比較により、小児期の逆境体験と、成人してからの病気との関係が明らかになります。

例えばうつ病については、ＡＣＥスコアが４点以上の回答者の女性は66％、男性は35％が慢性のうつで苦しんでいることがわかりました。アルコール依存症についてはスコアが０のケースと４のケースでは７倍、ＡＣＥスコアが６以上の場合は０のケースと比べて薬物依存は47倍、自殺のリスクは50倍以上に跳ね上がることがわかったのです。

身体の症状についても、たとえば過敏性腸症候群で悩む女性の半数は小児期のトラウマを抱えていることや、親の離婚経験のある場合は成人後に脳卒中になるリスクが極めて高いこと、その他糖尿病、がん、多発性硬化症など様々な疾患と密接な関わりがあることが明らかになったのです。

愛着に関する調査研究と同様にＡＣＥ研究は、小児期の逆境経験と成人してからの心身の不調との関係に量的な裏付けを提供しました。

脳科学が明らかにした虐待の痕跡

今まで見てきた社会的な調査研究の成果に加えて、ここ数十年目覚ましい進歩を見せてきた脳科学からもさらなる証拠が示されます。１９９０年代以降、ｆＭＲＩ（機能的磁気共鳴画像法）やＭＲＳ（核磁気共鳴スペクトル）をはじめとする画像診断装置が進歩し、実際に虐待などによってトラウマを負った人の脳がどのようになっているかがわかるようになったためです。

すると驚くようなことが判明します。トラウマは「心の傷」としばしば喩《たと》えられますが、実際に脳（≒心）に〝傷〟が確認できたのです。ある部位は容積が増加し、ある部位は減少し機能障害を引き起こしていました。症状の背景については以前から様々な解釈がなされてきましたが、実際に器質的な異常を起こしていることが明らかになったのです。

福井大学子どものこころの発達研究センターの友田明美氏の研究によると、例えば、視覚を司る器官について、性的虐待を受けると視覚野《しかくや》の容積が減少する（例えば、紡錘状回が18％減少）。特に左半球の視覚野の減少が見られるとされます。詳細な画像を見ないようにする防衛反応だと考えられます。

記憶を司る海馬も、虐待を受けるなどをした人は、海馬の左側で減少が見られることがわかっています。聴覚を司る聴覚野《ちょうかくや》について、親からの暴言を受けて育った人は、特に上側頭回灰白質《そくとうかいかいはくしつ》の容積に増加が見られることがわかっています。増加している要因は、シナプスの刈り込みがうまくいかなくなるからではないか、と考えられています。

体罰など身体的な虐待では、例えば、感情をコントロールする器官である右前頭前野内側部《みぎぜんとうぜんやないそくぶ》の容積が平均で19・１％減少することがわかっています。集中力、意思決定、共感に関わる右前帯状回《みぎぜんたいじょうかい》も16・９％減少します。

このように画像診断によって虐待やＤＶの目撃、不適切な育児といったことが脳に直接的にダメージを与えることが明らかになったのです（脳に与える変化については第4章でも見ます）。

こうした脳科学の裏付けやこれまで見てきた量的な調査によって、かつてフロイトやハーマンが直面したような、当事者の記憶に依拠してトラウマの存否を争う必要はなくなります。現在は、当事者と加害者とその家族によりよいケアやサポートを提供すること、トラウマの原因となる虐待をいかに防ぐのか、といったことに視点が移っているといえます。

そして、適切なケアにつなげるためにはトラウマが心身に及ぼす影響について、より詳細なメカニズムが明らかになる必要があります。そのピースを埋めるものとして登場したのが近年注目されるようになった「ポリヴェーガル理論」です。

ポリヴェーガル理論（Polyvagal Theory）

ポリヴェーガル理論（Polyvagal Theory）とは、精神生理学の研究者であるスティーブン・ポージェス（Stephen W. Porges）が1994年に提唱した自律神経系の働きについての理論です。発達過程で受けた影響、ストレスなどが自律神経のあり方にどのように関わって、それが心身の症状につながるかを説明したものです。

それまでは、例えば、精神的に感じる生きづらさと身体の問題とがどのようにつながっているのかをわかりやすく説明する理論はありませんでした。「第四の発達障害」とも表現されるトラウマ症状のメカニズムについても、どのように生起されているかわかりませんでした。

またトラウマに対するケアの効果についても、例えば、ウォーキングやエクササイズや演劇といったことが精神障害の改善につながるということは経験的にはわかっていても、なぜそうなるのかは治療者の推測や個別の実験に頼るものでした。

それがポリヴェーガル理論の登場で理論的に裏付けられることになったのです。理論的な土台があることで、治療者もアプローチのポイントやつながりを類推して、創造性を発揮することが可能になります。こうしたことを土台として、様々なセラピーが開発、展開されています。

このポリヴェーガル理論は、トラウマを意識して作られたものではありません。しかし、トラウマの治療者たちが注目し、ポージェス博士との交流を通じて、ポリヴェーガル理論自体も洗練され、現在に至っています。

ここまでにご紹介したトラウマ研究の歴史、そして異なる分野からなされた研究や理論がそれぞれ経糸緯糸として織りなすようにして現代のトラウマ概念は形成されてきました。さらに、そこには第4章でも触れますが、ハラスメントについての理解が進むなど社会意識の変化も影響しています。

では、ここで一度、「発達性トラウマ」も含めてトラウマにまつわる診断名や概念について整理してみたいと思います。

PTSDとは何か？
～戦争、惨事、レイプなどの主として単回性のトラウマ

本書をお読みの方の中には、PTSD＝トラウマと捉えておられる方も少なくないかと思います。実は、**「PTSD（心的外傷後ストレス障害）」**とはトラウマそのものではなく、トラウマの症状の一部を指す概念です。

もともとはベトナム戦争後の後遺症「ポスト・ベトナム症候群」についての研究が端緒となり、戦争、事故、災害、犯罪被害についての後遺症も包含されるようにまとめられた概念です。日本では阪神淡路大震災以降に一般化していきました。

PTSDは、基本的に一回または比較的短期間の「危うく死ぬ、重症を負う、性的暴力を受ける出来事」への直接的、間接的な体験が対象とされ、「再体験（フラッシュバック、悪夢など）」「回避（トラウマとなった思考、感情、事物や状況を避ける）」「脅威の感覚（過度の警戒心）」の3症状で定義されます。

複雑性PTSD、発達性トラウマとは何か?
～長期に反復される慢性的なトラウマ

「複雑性PTSD」とは、長期に反復される慢性的なトラウマによる症状を指します。PTSDの3症状（「再体験」「回避」「脅威の感覚」）に加えて、3症状（「感情調整の障害」「否定的な自己概念（無価値感）」「対人関係の障害」）がある場合に診断されます。もちろん、症状面だけではなく、成育歴や最近の出来事などを聴取して、極度の脅威や恐怖を伴う強烈かつ長期間または反復的な出来事にさらされる経験が確認されることが必要です。

本書の主題である**「発達性トラウマ」**とは、複雑性PTSDの原因ともなる子ども時代に負った慢性的なトラウマです。

ちなみに、子どもが複雑性のトラウマを負った場合に呈する広範な症状が適切に診断されるように提起されたのが、**「発達性トラウマ〝障害〟(Developmental Trauma Disorder)」**です。発達性トラウマにより生じ、ADHDのような症状や行動障害、解離など様々な状態を経て最終的に複雑性PTSDを呈することをいいます。まだ正式な診断基準としては採用されていません。

発達性トラウマと重なりややこしいのですが、「発達性トラウマ〝障害〟」は基本的に不適切な養育を受けるなどした子どもの病像を捉えるための診断基準案です。

一方、「発達性トラウマ」は、繰り返しになりますが、〝子ども時代に負ったトラウマ〟のことです。大人が悩む生きづらさの背景を調べていくと子ども時代に負ったトラウマ(発達性トラウマ)が原因であるということがよくあります。その際は、「複雑性PTSD」とするか、「発達性トラウマによって生じた症状」として見立てられていきます。

複雑性 PTSD

PTSD（心的外傷後ストレス障害）
「再体験（フラッシュバックなど）」
「回避」
「脅威の感覚（過覚醒など）」

＋
「感情調整の障害」
「否定的な自己概念（無価値感）」
「対人関係の障害」

複雑性PTSDの症状

「大人になってから受けたトラウマはどうなるの？　同じようにトラウマになるのでは？」と気になるかもしれません。第4章などでも見ていきますが、もちろん大人になってからのストレス、例えばハラスメントやDVなどによってもトラウマになり得ます（本書の冒頭の眞子さまのケースはマスコミや世間などのバッシングから複雑性PTSDと診断されました）。

ストレスが強い場合は、ADHD、発達障害と疑われるような能力低下を引き起こすこともあります。

まだ研究が途上で、定義が実際のケースに追いついていない部分もあり、トラウマについて正しく理解すればするほどに定義と実際との違いに混乱を感じることがあります。大人でも子どもでも強い、あるいは持続的なストレスを受けたらトラウマになり得る、という理解で間違いはありません。各概念や診断名はあくまで便宜的なものです。

ただ、臨床においてご相談いただくケースでは、子ども時代のトラウマに原因を持つということがとても多いです。また、やはり、子ども時代に負ったトラウマのほうが大人時代のものに比べてもダメージが大きいというのは実感としても感じます。そのため、トラウマ全体について理解する上では、「発達性トラウマ」を入り口にして、第4章でもご説明しますが、そのメカニズムを知ることが近道ではないかと思います。

その他のストレス関連障害との関係について

トラウマ、あるいはストレス障害については、ほかにも耳にする診断名があります。その一つが**「急性ストレス障害（ASD）」**です。急性ストレス障害は、PTSDと同じ症状が現れますが、1カ月未満で改善するものです。急性ストレス障害と診断されていてもそれらが1カ月以上持続すればPTSDとなります。

もう一つが、**「適応障害」**です。適応障害とは、本来、ストレス障害の一種です。ストレス因が明確で不調が生じている場合に付けられます。不調とは不安、抑うつ、焦燥感、混乱などの心理症状、けん怠感、頭痛、肩こり、腹痛、多汗、めまいなどの身体症状、そして、仕事など、社会的な活動に支障がある場合などです。

反対に、ストレス因が明確ではなく、うつ症状などがある場合に診断されるのが本来のうつ病とされます。

適応障害は、うつ病などの精神疾患未満の状態など、医師も明確に診断名を付けることができない場合に付けられることも多く〝ゴミ箱的診断名〟と揶揄されることがあります。そのために、しばしばストレス障害としての本来の意義が伝わりづらくなっています。

以上、トラウマに関連する診断名や概念をご紹介しました。当然ながら、概念、診断名＝病態、現実そのものではありません。先ほども述べたように、診断名は人間が便宜的に決めたものです。そのため、実際とは合致しないケースもあります。特に、歴史も浅く発展途上のトラウマ研究ではそれが顕著です。各基準も今後見直し、発展、洗練されていくと考えられます。

私たちは誰もがトラウマを抱えている

ここまで見てきたようにトラウマ概念は近年、身近な生きづらさを説明できるものになってきました。専門家の間でも、トラウマとは稀な障害ではなく、誰しもがトラウマを抱えていると捉えることに違和感がなくなってきています。

例えば、臨床心理の専門誌『臨床心理学』2020年第20巻第1号の特集のタイトルが「人はみな傷ついている――トラウマケア」となっていることなどは印象的です。ただし、公式な診断基準では、死に瀕するような、あるいはかなり劇的な体験をトラウマの基準としています。今後、生きづらさの原因となる日常の広範なストレスも含まれるように基準の見直しが期待されています。ストレス障害としてのトラウマについては第4章であらためて考えたいと思います。

次に、トラウマによって生じる症状についてさらに詳しく見ていきましょう。

第3章

トラウマがもたらす〝自己の喪失〟と様々な症状

第2章では、トラウマの歴史や関連する研究を概観しながら、トラウマについて説明しました。

本章では、トラウマを負うとどのような症状になるのかについて解説します。特に現在もまさに生きづらさを抱えている方が自身の状況に気がつくきっかけになるように、なるべく手触り感を持ってご説明できればと思います。

トラウマの本質は「自己の喪失」

まず、大切なことは、トラウマによって様々な症状が引き起こされますが、その中でも核心となるものを踏まえる必要があるということです。核心を踏まえると個別の症状についても理解しやすくなります。

では、トラウマの核心は何か？と言えば、それは「自己の喪失（主体が奪われること、失われること）」です。トラウマを負うと、フラッシュバックや過覚醒といった問題のみならず、自分が自分のものであるという根本的な感覚が失われてしまうのです。特に発達性トラウマなど慢性的なトラウマではそうした感覚が顕著です。

ジュディス・ハーマンも、「外傷は被害者から力と自己統御の感覚を奪う」（『心的外傷と回復』）とし、ヴァン・デア・コークも「トラウマは、自分で自分を取り仕切っているという感覚を人から奪う」「『セルフ（自分そのもの）』によるリーダーシップ」と呼ぶものを奪う」（『身体はトラウマを記録する』）と述べています。

主体が失われる要因はいくつかあります。その一つは、愛着不安に関係するものです。発達段階でトラウマを負ったことによって、愛着を基盤とする自我の形成がうまくいきません。自我が育つためには適切な関係、特に養育者との安定した関係が必要です。しかし、そうした関係が得られなかったために自我も不安定な状態にあります。自己のイメージは過大か過小なままで定まりません。過緊張、過剰適応なども相まって自己の感覚がよくわかりません。機能不全家庭の場合は、親の機能不全を代替する役割が自分そのものと思わされていることもしばしばです。

もう一つの要因は、脳の失調です。脳においては自己認識に関わる領域が目の上から始まり、ちょうど脳の中央を通るように存在しています。

眼窩《がんか》前頭《ぜんとう》皮質《ひしつ》、内側《ないそく》前頭前《ぜんとうぜん》皮質《ひしつ》、前帯状《ぜんたいじょう》皮質《ひしつ》、後帯状《こうたいじょう》皮質《ひしつ》、島《とう》からなります。

これらは、自分の位置や自己認識、主体性を支えてくれる部位だとされます。「内受容感覚」といって、自分の体の中で起きている感覚を感じられることが自己の主体性の源となります。しかし、トラウマを負っていると、それらが機能しなくなることがわかっています。

さらにもう一つの大切な要素として、対人関係の障害があります。人間は社会的な動物であり、自己も社会的な関係からもたらされます。トラウマは、その関係を切断してしまうのです。自律神経の機能不全と脳の失調のために対人関係がうまく築けなくなることも影響します。他者との関係から定まるはずの自己がなく、結果として他者との関係もうまくいかなくなる悪循環が起きてしまうのです。

トラウマの原因となった出来事を周囲とうまく共有できないことも自分を失わせる要素の一つです。本来、トラウマの要因となる出来事は、社会から適切な意味付けがなされる必要があります。それがトラウマの予防や克服に役立ちます。

しかし、多くの場合、共有がうまくいきません。理解されずに失望する。「あなたにも悪いところがあったのでは？」と無理解にさらされて傷つく。さらに、その劇的な体験は言語化できないためにうまく伝えることができないことも悪く作用します。

トラウマは言語野が機能低下するため、イメージできてもうまく言語化されないことがわかっています。そのために、劇的な体験を抱えた自分と、理解しない周囲との間にさらなる断絶が生まれるのです。こうした断絶も自分を見失う結果につながります。

ログインしていないスマートフォン

トラウマを負った人の多くは行動力があり、活発にいろいろなことに取り組んでいるために、まさか「自分がない」、「自己の喪失」、などとは思いもしません。本書をお読みのあなたも、「自分はそんなことはない」「自己の喪失なんていう実感はない」とか、「自分は自分で考えて行動もしてきたし、いろいろと取り組んできた。主体、自分がないなんてことはないだろう」と思われるかもしれません。

しかし、哲学や文学などのテーマにもなってきたように、本当に自分が自分そのものであるかはなかなか難しいものです。他者の期待や役割をこなすことが自分であると勘違いしたままということも珍しくありません。多くの場合、様々な症状や生きづらさに悩んだり、年齢が上がるにつれて環境の変化にも直面し、濃淡はありますが、よく考えれば自分がないことに気づくようになります。

私はそうした状況を「電器店にある見本のスマートフォンみたい」と表現します。物理的には動くけれども、自分のＩＤではログインしていない。自分の身体はあるし、行動はしているけれど、そこに自分がない、自分のものではない。本当の意味で自分によって動いていないし、自分で経験していない。そのために、何かを経験しても積み上がる感覚がない。自分の身になる感覚がないのです。それが一層、自信を失わせることにつながります。

トラウマが重いケースではこうしたことが顕著に現れます。これから見る個別の症状も自己喪失の結果、心身を統御できずに生じているとも考えられるのです。

では、ここから具体的な症状を見ていきましょう。

症状①　過緊張

トラウマを負った場合に生じる、最も身近な症状が「過緊張《かきんちょう》」です。緊張する場面ではないところでもなぜか過剰に緊張してしまうのです。

頭で緊張を抑えようとしてもコントロールすることはできません。反対に、緊張しないでいようとすればするほど緊張は高まってしまいます。第１章ケース１で見た剛《つよし》さんがまさにそうです。

本来、緊張とはストレスに際して、心身を活発にして対処するための便利な機能です。ただ、何を危機と認識するのか、どのタイミングで作動して、どのタイミングで収まるのかがうまく機能していない状態、これがトラウマから来る過緊張です。

特に、トラウマでは処理されない記憶が意識下に残っていて、扁桃体が過活動を起こしていると考えられます。内面では、常に危機が自分の隣にある状態です。それに対して身体は常に反応を続けています。危機に対応して身体はある意味正常に動いているともいえます。

リラクゼーションや呼吸法などを使っても緩和することは難しいです。緊張は、単に性格の問題や一時的なストレスによるものではありません。トラウマによる過緊張とは根深く、対症療法では太刀打ちできないものです。

自分で過緊張に気がついていないケースも

緊張が当たり前となっている場合、本人も自分が過緊張だということがわかっていないこともよくあります。特に若い方は、努力と頑張りでなんとか乗り切ってしまうこともしばしばです。しかし、身体は緊張でガチガチになっていたりします。自分が戻るところ、自然体や落ち着くポイントがわからないのです。

例えば、人といても楽しくない、うまく付き合えない、ということがあるのでしたらトラウマから来る過緊張を疑ってみる必要があります。人との付き合いでの一体感や心地よさとは言葉のやり取りではなく、後にも見ますがテンション（緊張）の調整によって無意識に行われています。人といても楽しくない、という場合は、過緊張によってその調整がうまくいっていないことが考えられます。

過緊張は、単に緊張しすぎるという単発の事象にとどまりません。別の項目でもご覧いただきますように、対人関係や社会適応がうまくいかなくなる大きな要因ともなるのです。

症状②　過剰適応

過緊張と並んでトラウマによって生じる代表的な症状として「過剰適応《かじょうてきおう》」があります。過剰適応とは、簡単に言えば、「他人に気を遣いすぎてしまう、周りに合わせすぎてしまう」ということです。

トラウマを負った人は、いろいろなことを先回りして考えることが当たり前になっています。相手の感情や考えを過度に忖度してしまう。相手の雰囲気やちょっとした表情を読み取って、相手が怒らないか、気分を害さないか、と考えてしまうのです。多くの人が集まるような場面であれば、いろいろな段取りに過度に気を回したり、お世話しようとしま す。

しかし、本当の意味で相手の気持を汲《く》めているわけではありません。むしろ、相手の意識下の不全感を忖度し、巻き込まれてしまうことも少なくありません。先回りして相手の気持を察しようと下手に出てしまい、相手に軽んじられたり、ハラスメントにさらされたり、といったこともしばしば生じます。

過剰適応の背景には、罪悪感や自信のなさが潜んでいます。第1章ケース2で見た伊織《いおり》さんがそうですが、「すみません」「ごめんなさい」が口癖になっていることもよくあります。そのような口癖があれば、過剰適応を疑ってみる必要があります。

また、怒りや叱責など他者の感情への恐れもあります。他者イメージの歪《ゆが》みから来る対人恐怖も影響します。他者のイメージが実際以上に大きくなり、他者が得体の知れない理不尽な存在として捉えられています。そして、社会や人間関係のルール、メカニズムがよくわからない、という感覚もあります。そうした中で自分を守る手段が「過剰に気を遣う」ことなのです。

周りに合わせることを最優先するために、自分の気持ちや考えがわからなくなってしまいます。その結果、「自分（自己）」をしっかり保てなくなるのです。自分（自己）がないために、外部の基準に過剰に合わせるしか社会に適応するすべがなくなってしまうのです。

正反対の評価や誤解をされてしまうことも

過剰に気を遣うということは、余裕が失われ適度さがなくなるということでもあります。過緊張もそうですが、過剰適応も常に脳（コンピューターで例えればCPU）や交感神経が働いている状態です。そのため、脳のエネルギーを使い果たし、低血糖のようにボーッとした状態になることもあります。気を遣って動き回っていたかと思うと、エネルギー切れを起こして固まって、表情もなくなり、気を遣えなくなってしまうことも起きます。

エネルギーが余っている状態でも考えすぎて逆に動けなくなる、気を遣いすぎて空回りしてしまうこともあります。そのため、内面では気を遣っているにもかかわらず、人からは「あいつは気を遣えない」として誤解されることもあるのです。

症状③　安心・安全感、基本的信頼感の欠如

トラウマとは、過去に受けたストレスを消化できておらず、危機がすぐ隣にある状態です。そのため、この世界が安心・安全である、信頼に足るものであるという感覚が希薄で、常に何かに備えていなければなりません。周囲の人たちは世界が安全で信頼できる場であると感じられているのに、自分だけが警戒しています。

理不尽な目に遭ってきた経験からか、物理的に物事が積み上がっていくことを信じることができません。1＋1が2になる、という感覚が持てない、不意に成果が踏みにじられる、何か予期せぬ力でねじ曲げられてしまう、自分だけがうまくいかないように感じられてしまいます。そのため、第1章ケース5の奈美さんなどのように不安や恐れから些細なことでイライラしたり、周囲に怒りを向けたり、ということも起きます。

頭では安心・安全とわかっていても身体的なレベル、無意識的なレベルではそう思えないのです。その場合、本人も根底にある安心・安全感、基本的信頼感の欠如に気がつけていないこともあります。単に、自分が性格的にビビリだ、人が怖いのだ、と感じたり、自分をイライラさせる相手が悪い、と思っていたりするのです。

安心・安全感の欠如は、世界観の歪み、否定的な認知にもつながります。主体的に世界を捉えることができなくなります。世界が暗く、信頼できないもの、悲観的に感じられるのです。不適切な養育やいじめを経験した方の場合であれば、加害者が持つ闇を取り込んだかのように重い雰囲気、世界観を自らもまとってしまいます。そして、なんでもないことでも重く深刻に捉えてしまい、気楽に考えることができません。これが強くなると、不安症やうつ状態に陥ることもあります。

症状④　見捨てられる不安

安心・安全感、基本的信頼感の欠如や自信のなさなどによって引き起こされる症状が「見捨てられる不安」です。

自分の土台となる戻るべき場所、安全基地がないために、目の前の人間関係を維持できるか否かと自分の存在とが強く結びついてしまうのです。相手からの評価、相手に認められることが自分の存立とイコールになっている感覚があります。

そのため、自分の言動を後で過度に反省したり、自分を責めたり、不安になったりします。本来であれば付き合うべきではない相手との関係が切れないこともよく起こります。頭では別れても大丈夫とわかっていても、なぜか不安になり相手にこだわってしまいます。

症状⑤　対人恐怖、社会恐怖

前項までの症状とも関連しますが、トラウマを負うと人や社会が怖く、安心して付き合うことができません。怖い対象としては、過去に自分を理不尽な目に遭わせた人や状況と似たものに対してということもありますし、全般的に人や社会が怖いということもあります。

自分には認識できていない欠点があり人から不意に怒られるという恐れ、不安を感じていることもよくあります。急に人が怒り出す、という不安を感じていたりするのです。

社会についても、自己イメージの幼さ、仕事などでうまくいかない感覚や対人恐怖も相まって、ずっと晴れない自信のなさ、恐怖心を感じています。不意にハシゴを外されそうな感じ、社会に出ると批判されそうな恐れがあります。自分だけが社会の暗黙のルールを知らされないままゲームに参加しているような頼りなさがあります。世の中は安心できる場所ではない、居場所がない、社会とうまくつながれていない、社会の階段に足がかからない、という感覚があるのです。

症状⑥　他人と自然に付き合えない、一体感が得られない

トラウマを負うと、対人関係をうまく築くことができなくなります。対人関係の障害は、

すでにご紹介した過緊張や過剰適応、見捨てられる不安、対人恐怖、そして自己の喪失など様々な要素が総合して形成されます。

その中でも特にわかりやすい要因が、自律神経などによるテンション（緊張）コントロールの失調です。対人関係がうまくいくためには、テンション（緊張）のコントロールが自動的に行われる必要があります。頭で話す内容をあれこれと巡らせていてはうまくいきません。

例えば、テンションのレベルを10段階で表すとして、相手が3のテンションで接してきたらこちらも3のテンションで接する。相手が4できたらこちらも4で、2できたら2で、といったように無意識に相手のテンションに合わせることが必要です。

テンションが無意識に合う状態が「一体感のある状態」ということです。しかし、トラウマを負っているとそれがうまくいきません。相手が3のテンションでも6のテンションでしか対応できない。反対に、周りが7のテンションで盛り上がっているのに、自分のテンションは3にしかならず自分だけが妙に冷めたようになってしまうこともよくあります。飲み会などで、自分だけ天井から全体を眺めているような感覚でいて、仲間の輪の中に入れないことがあります。

小学校くらいまでは対人関係が問題にならないこともあります。幼少期は人間関係も比較的単純なので問題は顕在化しませんが、中学、高校と学年が上がるにつれて複雑な人間関係についていけなくなり、人との付き合い方がわからなくなるのです。

トラウマを負った方は、自分（頭）で努力してなんとか対人関係を良くしようとします。しかし、それが逆に緊張を強める結果となり、さらにテンションコントロールがうまくいかなくなる悪循環が生じます。他の人たちが身体（無意識）の自動運転で人と付き合っているのに対して、トラウマを負った方は、頭を使ったマニュアル運転で人と付き合っているようなものです。相手とのつながりを感じることができず、強い孤独や自信喪失をもたらします。

症状⑦　脳や身体の興奮、過覚醒

頭や体がいつもソワソワして落ち着かない、ということもトラウマではよく起こります。過緊張や過剰適応とも関連しますが、常に脳や交感神経が動いていて落ち着かず、リラックスや自然体がわからなくなるのです。焦燥感が強く、落ち着いて物事に取り組めません。その結果、仕事でも勉強でもコツコツ取り組むことができなくなります。「脳を取り出して冷水で洗いたい」と感じることもあります。これが強くなると、ADHDと似た症状となることがありえます。なかなか寝付けず、不眠症になったり、眠りが浅くなることもあります。

こうした緊張や興奮、神経の高ぶりが続く状態を「過覚醒《かかくせい》」といいます。心身が警戒モードであることを示しています。自分で意識して脳をクールダウンすることができないため、落ち着かせるためにアルコールに手が伸びるなど、依存症の要因ともなります。対人関係がうまくいかなくなったり、次項でご説明するように、仕事でもミスやパフォーマンス低下が生じ、日常での生きづらさにつながります。

症状⑧　能力、パフォーマンスの低下

私たちが仕事などで力を発揮するためには、自己を確立し、他者とも良好な関係を築き、身体の安定、適度な緊張とリラックスが必要です。しかし、前項までに見たようなトラウ

マの影響で条件が整いません。本来持っている能力が出せなくなるのです。これまで説明した過緊張や過剰適応、過覚醒、対人恐怖、自信のなさ、スティグマ感（後述）など、様々な症状が影響します。パソコンでも、余計なアプリやプログラムによりCPUを圧迫すると動きが重くなりますが、まさにそのような状態です。常に非常事態モードでソワソワし、落ち着いて物事に取り組めません。

具体的な症状としては、例えば、仕事の全体像をうまく把握できない、あらゆるイレギュラーケースが気になり割り切って考えることができない、情報を直感的に理解できない、数字や計算や片付けが苦手、簡単な手順でもなぜか自信がなくうまくこなせない、ケアレスミスが頻発しうまく改善できない、記憶に自信がない、といったようなことが生じます。

あるいは、会社での非効率な手続きに怒りを感じたり、親などから受けた理不尽さを上司や同僚に投影してイライラや反発を覚えたりということもあります。また、目の前の仕事にしっかりと取り組むことが億劫で恐れを感じ、コミットしきれないこともよくあります。第1章ケース4で見た辰哉《たつや》さんのように、なぜか腰が入らずその場をやり過ごすような、こなすような仕事ぶりになってしまうのです。そのためか、いつまで経っても経験やスキルが積み上がる感覚がないこともしばしば起こります。

社会で適切な位置や承認を得ることは人間の自己確立の根幹といえるものです。しかし、それが阻害されてしまいます。仕事でパフォーマンスが出せなくなることはまさに生きづらさの大きな原因となります。

症状⑨　フラッシュバック（恥の感覚、自責感など）

「フラッシュバック」とは、不意にトラウマ記憶が蘇り、再体験することをいいます。戦争を描いた映画などで、帰還した元兵士が庭でくつろいでいると、ペットの犬が茂みを通りガサガサッと音を立てた途端に戦場の光景が蘇り呼吸が荒くなりドッと汗をかいて、といった場面がありますが、ＰＴＳＤによるフラッシュバックの典型的なシーンです。

実際には、フラッシュバックにも様々な種類、程度、現象があり、トラウマを理解するためには、フラッシュバックの身近な例について知る必要があります。

従来は重篤なケースをもとに言語的フラッシュバック、認知的フラッシュバック、行動的フラッシュバック、生理的フラッシュバックといった分類が用いられてきましたが、ここではより身近な特徴をもとにご紹介したいと思います。

恥や惨めさのフラッシュバック

まず一つ目は、「恥や惨めさのフラッシュバック」です。過去に自分が行った言動や体験が極度に恥ずかしく惨めなものに感じて、記憶が思い出されるとその場で声を上げたくなったり、独り言を言ってしまったり、いても立ってもいられなくなるようなことです。こうした恥や惨めさのフラッシュバックは発達性トラウマなど日常で慢性的なトラウマを負ったケースにとても多いのです。

恥や惨めさのフラッシュバックでは、例えば恥や惨めさを想起させるような過去の写真や映像などを見ることができないことがあります。恥ずかしさが湧いてきて冷や汗をかき、思わず声を上げたくなります。他人が恥をかいたり、笑われたりしている様を見て自分も恥ずかしくなることを「共感性羞恥」といいますが、例えばテレビ番組を見て自分の恥ずかしさを掻き立てるような場面を見るとチャンネルを変えたりすることもあります。

自責のフラッシュバック

もう一つよく見られるフラッシュバックとして、「自責のフラッシュバック」があります。自分の言動を振り返って自分を責める感覚が湧いてくる。頭の中で自分を罵倒する、自分を責めるのです。「死ね！」と声が漏れることもあります。

自責は、半ば人格化しているケースも多々あります。独立した人格のように、もう一人の自分が自分を責めてくるのです。自責は、それまでの人生の中で受けた他者の言葉、汚言などを内面化したものであることが多いです。第1章ケース6の瑛《あきら》さんのケースはこれに当たると考えられます。

こうしたフラッシュバックが引き起こされる状況を回避するようになり、行動が制約されることもしばしばです。常にフラッシュバックが起きないように、起きたときに反応が外に漏れ出ないように、自分の内面をコントロールしようと努力しています。それが不自由さと疲労をもたらします。

実際には、恥や惨めさのフラッシュバックや自責のフラッシュバックはしばしば複合して生じます。

例えば、過去の失敗が思い出されて、「うわー」と声が出そうになったり、ついつい顔を覆いたくなる、独り言を発してしまう、といったことは身近に起きるフラッシュバックの症状ですが、恥や自責があわせて襲ってきます。発達性トラウマ、複雑性PTSDなど慢性的なトラウマの場合、トラウマの原因となった出来事が襲ってくることだけでなく、トラウマを負ったことでうまくいかずに失敗した出来事、自暴自棄になって起こしてしまったこと、他者を傷つけてしまったことなど、派生して生じたことが蘇ることもとても多いです。

あるいは、自分の人生全体を恥だとしてトラウマとは関係ない過去や最近の出来事が否定的に想起されることもあります。こうした際にも恥や惨めさと自責などが複合して襲ってきます。

その他、様々な形で現れるフラッシュバック

思考がぐるぐる回ってシミュレーションを繰り返す、というのもフラッシュバックの一種と考えられます。過去に負ったハラスメント体験など、屈辱的な状況を反芻して、次はどう対応しようか、どう言い返そうか、といったことが止まらなくなるというものです。

過去のトラウマ体験を投影するような対人で恐れや不安を感じたときにもぐるぐる回るシ

ミュレーションは生じます。

さらに、フラッシュバックに関連した事象ですが、過去の人間関係をすべて切ってしまうこともあります。過去の人間関係に触れることで、そのときの惨めさが蘇ることから逃れるためです。

その他、なんらかの感情を伴うフラッシュバックもあります。例えば、不安や怒りのフラッシュバックです。不安や怒りなどの感情が押し寄せてきてその感情が収まらない、というようなことです。パニックが伴うこともあります。なぜ、感情が出てくるのかについて、ほぼ無意識下で生じているために本人も認識することができません。通常は感情調整の問題とされますが、フラッシュバックの一種だと捉える必要があります。

また、キレたり（行動的フラッシュバック）、過去に受けた虐待の跡が身体に浮き上がったり（生理的フラッシュバック）ということもあります。性的なハラスメントを受けた方が、異性の匂いや仕草を感じて気分が悪くなる、動悸がするといったこともあります。

後の項目でも説明しますが、フラッシュバックが強い場合は、いわゆるパニックと似た症状を引き起こすこともあります。

重いケースでは、フラッシュバックとあわせて人格が変わることがあります。否定的な認知と相まって認知や記憶が歪んでしまうこともあります。例えば、医師やカウンセラーから普通に診察、カウンセリングを受けただけですが、「ひどいことをされた」「こんなことを言われた」と後にクレームとなって担当者が驚く、といった場合はフラッシュバックに伴う認知や記憶の歪みなどが考えられます。

症状⑩　ねじれた複雑な世界観

健康な世界観はシンプルです。嫌なことは嫌、おかしなことはおかしい、楽しいことは楽しい、というものです。しかし、トラウマの世界観はとても複雑でねじれています。

例えば、理不尽な目に遭ったら、「この理不尽さに耐えてこそ、成長できる」「嫌でも、逃げてはいけない」あるいは、「理不尽な人ほど、本当は良い人で愛情がある」と考えてしまうのです。相手が喜んでいても「本当は怒っている」というように考えることもあります。

これは、トラウマを負った人によく見られる考え方です。理不尽な目に遭わせてきた人が自らの行為を正当化するために付けた「お前が悪い子だからだ」「愛情のためだ」といったねじれた理屈も強く影響しています。

さらに、理不尽さの痛みを緩和、合理化させるために作り出した「自分がいい子であれば……」「本当はお父さん、お母さんは愛してくれているんだ……」というファンタジーも影響しています。

理不尽な経験と合理化が影響し、世の中の捉え方もねじれて複雑になってしまうのです。そんな状況で長く過ごしていれば、ねじれた考え方、感情になるのも無理はありません。屈託なく自己表現をすることができなくなり、自分が失われ、自分の考えや感情もよくわからなくなります。いつも落ち着かず、安心できない世界を生きているようになるのです。

症状⑪　自他の区別が曖昧になる

トラウマの結果として自他の区別が曖昧になることがあります。愛着不安や、他者の理不尽さによる自分の領域への侵害を受けてきたケースも多く、他者との距離や責任の範囲がよくわかりません。

過剰適応の影響もあり他者の感情や役割まで自分の責任として捉えてしまいます。過剰に先読みして相手の領域にまで関わることが当たり前になっています。自他の区別を持つことがとても冷たく悪いことのように感じてしまいます。カウンセラーに指摘されるまで自他の区別の曖昧さに気がつけないこともよくあります。

自他の区別が曖昧なことで、さらなるハラスメントを受ける結果にもなります。また、自他の区別の曖昧さと、トラウマによく見られる一元的な価値観の影響から、自分自身も他者に干渉的になりがちです。第1章ケース5で見た奈美《なみ》さんのように他者へのイライラを感じたり、他者の言動に振り回されたりすることにもつながります。

症状⑫　理想主義的になる

トラウマを負った人の特徴として、過度に理想主義的であることがあります。他者からのストレス、理不尽にさらされてきたために、そんな汚い人間のあり方を越えた理想の状態を目指そうとします。自分はそうはならない、なりたくないとしてとても高潔です。

世の中を多元的、多様であると捉えるよりは、一元的な理想が支配するべきだという感覚があります。その一元的な理想から見て現実が理想通りではないことにイライラや怒りを感じることもあります。理想主義的な姿勢に対して他者からの反感や恐れを抱かれることもあります。

理想主義的とは、現実の生きづらさをバイパスするためのものでもあります。俗世間の垢にまみれながら現実を一歩一歩進むことには大変な不安や恐れがあります。理想主義とは現実のプロセスを一挙に飛び越えたいという願望でもあります。

理想主義的であるために、人間についても基本は「立派な存在である」と捉えがちです。有名人や身近な人間を理想視する場合もあります。立派な存在として人間を捉えるために、他者の言葉に振り回されやすくなります。

また、どこかにこの生きづらい自分を１００％理解してくれる人がいるのではないか、という望みを持つこともあります。

理想主義的であることで世の中の実際をうまく捉えることができず、現実の世界で成果を積み上げることが難しくなります。平凡な日常が退屈でつまらないものに感じられ、刺激のある非日常を求める傾向も生じます。

症状⑬　暗黙のルールがわからない、他者の言葉に振り回される

トラウマを負うと、世の中の暗黙のルールがよくわからなくなります。表面的な言葉に振り回されます。過剰適応で相手の感情などを先読みする反面、本当の意味で相手の気持ちや機微を捉えることができません。

仕事やプライベートでも、言外の意図を捉えることが苦手です。自分がない、見捨てられる不安、自他の区別の曖昧さ、過度の真面目さなどから、言葉をそのまま受け取ってしまい、言葉が客観的な事実であるかのように捉えてしまいます。

理想主義的な心性も手伝い、ある意味バカ正直に対応してしまい損をしたり、誤解を受けたりすることもあります。その裏には、親など理不尽な振る舞いをする人間への反発もあります。言葉に対して誠実でありたい、さらに言えば、「形式よりも心が大事」という思いが存在します。社交辞令を誠実ではないと感じてしまいます。理想主義的で形式を軽視しがちなために、礼儀作法やマナーといった社会のプロトコル（儀礼）に適応できずに、誤解されたりする場合もあります。

暗黙のルールがうまくつかめないという現象は、それだけを見れば発達障害と似ていま

す。自分が発達障害かも、と不安に感じる人もいます。社会的なニュアンスを把握するためには、安心・安全感や心身の余裕が必要ですが、それが不足しています。

暗黙のルールを体得するためには、身近な人との関係をうまく築くことが必要です。しかし、それがうまくいかず、悪循環に陥ってしまうのです。

症状⑭　自信のなさ、スティグマ感

トラウマの影響で大きなものとして、よくわからない自信のなさがあります。理由がわからないけど、とにかく自信がない、自分が間違っていると感じてしまう、自分がダメな気がするのです。自分が何やら汚れている、罪深い、ニセモノというような感覚に苛《さいな》まれます。自分には剝《は》がすことができないスティグマ（烙印）が押されているような感じがするのです。自分は他者を傷つけてきた、傷つけてしまうという罪悪感、加害強迫を持っていることもあります。そのため、仕事やプライベートでもついつい気後れしてしまいます。発言しても、どこか自分が間違っているような気がするのです。ちょっと反論されると腰砕けになるなどということもあります。

この自信のなさは、存在＝Beingレベルのもので、行動＝Doingレベルの成果では埋め合わせることができません。仕事や学業で成功しても考え方をポジティブにしても自信のなさは変わることがありません。

第1章ケース6の瑛《あきら》さんのように、高学歴、高キャリアで「なぜ、自信がないの？」と周りが思うような実績があってもなぜか自信がありません。いくら知識をつけても、努力しても常に人から批判される、否定される、圧倒的な力に負けてしまうという恐れがあります。自分の土台がなく、足腰がしっかりしないような感じです。疑う意味もないのに、自分をとことん疑い、責め続けます。

一方で、なぜか傲慢なほどに自信を持つ感じもあり、他者を見下すようなエリート意識を持つ場合もあります。しかし、同時に自信がなく、他者に極端にへりくだってしまうこともあります。どっしりとした安定した中心がなく、自分を信頼できる感じがないのです。

症状⑮　自己開示できない、自分の人生が始まらない

自己開示することがとても苦手で回避してしまいます。本当に自分の考えを表明するこ

とは避けがちです。自分を表に晒《さら》すと不意に攻撃されたり、非難されることへの恐れが強いのです。仕事でも責任あるポジションに就くことを避けてしまいます。

いつまで経っても自分の人生が始まらない感覚があります。始めてしまったら攻撃されて存在を消されてしまうので始められないのです。自分の人生を始めたくてもできないため、自分でもどうしていいかわかりません。

症状⑯　過剰な客観性、自分の価値観で判断できない

トラウマによる自己の喪失は「過剰な客観性」という形でも表出します。自分にまつわって何かが起きたときに、自分の感情や考え（主観）から反応するのではなく、常にほかの人ならどうか？と考えてしまうのです。

不満を表現してよい場面でも「もっとしんどい人がいる」と考える。あるいは、対人関係で理不尽な目に遭っても〝喧嘩両成敗〟といった感覚が湧き、「自分にも悪いところがあった」と考えてしまうのです。

外部に何か絶対的な基準があって、それを参照しなければならないという感覚がありま

す。実際には絶対的な基準などありませんから、結局は声の大きな他者に従わされてしまうこともよくあります。他者の理不尽な考えや感情に振り回されてしまう結果となるのです。

自分の価値観や考えで人生を選択していく必要があるはずですが、それができません。常に外側にある基準から見て自分の選択が間違っていないかが気になってしまい、自信がないのです。他者の誘いを断ることができないこともしばしばです。

過剰な客観性のもう一つの要因として、加害者への反発や反面教師ということがあります。トラウマの原因となった人たちが「主観的」で「感情的」に振る舞っていたことに対する嫌悪感や、そうはなりたくない、という意識があるのです。主観や感情をレベルの低いものと考えています。自分はより高潔であり、客観的であろうとすることも影響します。

症状⑰　時間の主権を奪われる～ニセ成熟、更新されない時間、焦燥感

トラウマは、時間の流れを止めてしまいます。同じ世代の人と比べても自分が幼いよう

に感じてしまう。実際に見た目が幼く見えることもあります。考え方が成熟していない感じがします。同じ年代の人に対してもなぜか引け目を感じます。

一方で、妙に早熟だったりもします。子どものころに大人の理不尽さに巻き込まれることで、あるいはストレス状況を乗り切るために過剰に適応することで早熟になるのです。

本来、健全な成熟のためには、わがままに自我を満たす時期や反抗期が必要です。しかし、周囲に過剰適応した結果、本当の意味で成熟できず、形ばかりの〝ニセ成熟〟となってしまうのです。

第2章でお伝えしたようにトラウマは発達障害と酷似した症状を呈します。発達障害とは、時間軸で捉えれば発達が遅れるということですが、トラウマも同様に時間の流れが歪《いびつ》になり、成熟の遅れや幼さとなって現れるのです。

また、記憶が更新されないために、当時のままの世界観、人間観でいます。トラウマの特徴は自分が失われることですが、時間に対する主権、主体感覚も奪われます。例えば、過去の自分の人生についても自分が主体的に解釈できません。罪悪感や恥ずかしさに支配されてしまいます。過去の出来事を捉え直して意味のあるものとし、役立つ部分を抽出することができません。他者の考えや価値観からでしか自分の過去を解釈することができません。こうしたことも、自己の喪失の要因になります。

また、常に焦り、急き立てられる感覚も強くあります。こうしている間にも自分の研鑽のために何かしないといけないのではないか？　安穏と過ごしてはいけないのではないか？という焦りにも似た感覚があります。目の前のことではなく先のことが気になってしまいます。自分の時間が落ち着いて流れるという感覚がないのです。

人生では機会や偶然を待つことも必要ですが、落ち着いて時機を待つことができません。実際の世界は、複雑で多元的で偶然に満ちていますが、そうしたダイナミクスを信頼することができません。トラウマの影響で物事の帰結を単線的に悲観的に捉えてしまいます。他の項目でもご紹介したように、経験が積み上がる感覚がないのです。自分の歴史が自分主体で積み重なっていき、成熟する感じがありません。

高校あるいは大学卒業まではまだ問題は顕在化しないことが多いです。なぜなら、進級、進学という単線的なレールがあるためです。時間に対する主権がなくても進路に迷わず、努力や頑張りが通用します。しかし、社会に出ると、無数の選択肢から進路を選択していく必要があります。時間の主権がないために焦りばかりが先行して、うまくいかなくなってしまうのです。周囲の言説に振り回されてしまうこともしばしばです。

症状⑱　記憶がなくなる。思い出せなくなる

トラウマティックな出来事から自分を守るために記憶がなくなってしまう、思い出せなくなることもあります。「解離性健忘《かいりせいけんぼう》」といいます。あまりにもストレスが大きいために、記憶を抑圧するのです。船体に穴が開いた際に船が隔壁を閉鎖して沈没から全体を守るように、衝撃から自分を守るメカニズムと考えられます。

カウンセリングで過去のことを伺った際に、過去の記憶があまりに薄い場合がありますが、記憶の抑圧を疑ってみる必要があります。

トラウマとは特定の出来事のことではない

「私のトラウマはなんでしょうか？」と尋ねられることがありますが、これはよくある誤解の一つです。基本的にトラウマとは特定の出来事のことではありません。トラウマとは、

第4章でもお伝えしますが「ストレス障害」のことです。また、悩みとは常に複数要因で成り立っています。臨床をしていても、単発の出来事だけがトラウマの原因というケースは実はほとんどありません。

そのため、トラウマを克服するためには記憶を回復させたり、何がトラウマかを特定する必要はありません。記憶を回復させて治るわけでもありません。無理に取り組むことで、過誤記憶（本当の記憶ではない誤った記憶）を生むおそれもあります。

特に発達性トラウマなどは、長期にわたる日常のストレスが原因と考えられています。ドラマティックな出来事ではなく（動物であれば、ライオンに襲われることではなく）、地味でもじわじわとダメージをもたらすもの（同じく動物であれば、慣れない環境で暮らすことなど）こそが身近なトラウマであると理解する必要があります。

症状⑲　自分の感情がわからない、うまく表現できない

トラウマの影響として、自分の感情がよくわからなくなる、感情表出がうまくいかなくなることがあります。感情と表情、態度がうまくつながらなくなるのです。自分の感覚が

よくわからず曖昧で自信がありません。

自分の意見を言う場合もまず「普通はどうなのか？」「ほかの人はどう感じるか？」ということを反射的に考えてしまいます。他人の考えを忖度することが無意識に行われます。自分で何かを決めることもとても苦手で時間がかかります。何が好きか嫌いか、を判断することも苦手です。

過去に素直な感情を出すことを揶揄されたり、制限されたりといった経験や加害強迫などの影響から、例えば怒るべき状況で怒れない、怒りたくても怒れない、ということもよく見られます。怒りが自然な感じで表出されず、追い込まれてキレるようにしか怒れない。反対に怒りが出ず、笑いとなって現れたりするようなこともあります。

イメージできても言語化できない

また、トラウマを負うと、トラウマ体験を想起した際に脳の言語野が機能低下することがわかっており、自分の状況や体験についてイメージが湧いてもうまく言語化できなくなります。自分の生きづらさや悩みを家族や知人に伝えることが困難になることも生じます。

さらに、自己の喪失の影響もあり、自分の意見や感情を言語化できず日常のコミュニケーションでも支障をきたします。そのことが周囲との断絶感や孤立感をもたらします。

"壊れたロボット"に乗っているような感覚

さらに、自分の考えていることと、相手に伝わることが違うということも生じます。極端に言えば、自分が悲しい、という気持ちがあってもそのように伝わらない。相手に好意があっても嫌いだと伝わってしまう。

何かを言おうとしても、ぜんぜん違う言葉が出てきて驚くなどということも生じます。そのため、「あなたは私のことが嫌いでしょう?」と他人から誤解されたり、喜んでいても悲しんでいても「淡々としているね」と言われたり、自分が思ってもみない評価を受けることもあります。本人もとても戸惑います。

まさに、壊れたロボットに乗っているように外がどうなっているかが見えないような状態です。自分というロボットを操縦しても、自分が意図することと、外に伝わる動作、反応とが一致しないのです。これらがさらにひどくなると「解離」「離人感」といわれる現象になります。

結果として、失礼がないように過剰に気をつけて振る舞うことになってしまい、疲れてしまうのです。このことがさらなる対人関係での苦手さ、過剰適応、自信のなさ、自分の感覚を信頼できないことにつながります。

症状⑳　離人感、現実感のなさ

「自分が自分ではない感じがする」「常に自分を外から見ているような感じがする」「自分と世界の間に薄い膜があるような感じ」「世界が作り物に見えることがある」という感覚にさいなまれる方も珍しくありません。

症状には濃淡があり、重いと解離性障害が疑われます。そこまではなくても、症状をお尋ねすると「実は……」と現実感がないことを話す人は少なくありません。

健康な人でもショックな出来事があった際に呆然として一時的に同様の症状に陥ることがあります。トラウマの場合は、そうしたことが恒常的に生じていると考えられます。

症状㉑　感覚過敏、感覚鈍麻

トラウマの影響によって、感覚が過敏になることがあります。光や音が苦手、風やシャワーが肌に刺さるようで痛い。特定の匂いが苦手。身体に触れられるのが苦痛で仕方がない。また、人がそばにいることが耐えられない、というようなことが起こります。近年、HSP（敏感すぎる人）といった概念で捉えられているケースの中には、トラウマ由来のものも含まれていることが考えられます。

反対に、感覚が鈍く、膜を隔てたような症状が見られることがあります。前項までにお伝えした離人感や解離症状の影響もあります。普通であれば痛みを感じることについて痛みを感じない。疲れを知らずに働き続けて限界まで来てダウンする。人とのやり取りについてもワンテンポ遅れるような感じでとっさに反応できない。自分の感覚がよくわからず、うまく答えられない、など。

発達障害においても感覚過敏や感覚鈍麻が知られていますが、トラウマにおいても同様のことが生じるのです。

症状㉒　葛藤やフラッシュバックによるパニック症状

最近は有名人がパニック症状で悩んでいることを告白するなど、パニック障害もかなり身近なものになってきました。あなたのお知り合いやご家族にもそうしたことでお悩みの方がいらっしゃるかもしれません。

実はパニック症状がトラウマによって引き起こされることも珍しくありません。従来、パニックは前触れなく生じる内因性の恐怖症とされてきました。しかし、様々な臨床のケースを見ていくと、心理的な葛藤やフラッシュバックが原因で生じるケースが少なくないことがわかってきました。

葛藤から来るパニック

その中でよく見られるのが「葛藤から来るパニック」です。特に人間関係において長くストレス状況に置かれていて、関わる人間の気まぐれ、理不尽さ、ハラスメントに振り回されていたケースに多く見られます。気まぐれな言動に対応するために矛盾する信念や我慢を両立させようとしている場合、その葛藤がパニックを引き起こすのです。

パソコンで矛盾する数式やコマンドを入れると、パソコンが固まって動かなくなったりダウンしたりすることがありますが、まさに同様のことが生じるのです。矛盾する式を並べた連立方程式を解こうとするがごとく、環境の理不尽さ、複雑さを内面化した結果です。

パニックによって病院に搬送されるというケースもあります。検査をしても身体に異常は見られません（心拍数、血圧、血糖値などは急上昇することがあります）。第1章ケース8の梨絵さんはまさにこれに該当します。パニック障害と診断されることがありますが、実際は、葛藤から来るパニック症状です。

フラッシュバックによるパニック症状

フラッシュバックが強い場合にもパニック症状を引き起こすことがあります。フラッシュバックが起きると同時に過呼吸や汗が吹き出るといったことが引き起こされます。これも病院では、パニック障害と診断されますが、いわゆるパニック障害とは別種の問題、フラッシュバックを原因とするパニック症状と捉えたほうが適切です。

症状㉓ 〝無限〟の世界観

健康な世界は有限の循環で成り立っています。例えば、一日活動すればほどよく疲れて、食事し、お風呂に入り、睡眠をして休息をとる。そして、回復したらまた活動する。自分に合わないものや、やりすぎたものは飽きる。また、新たな興味が湧くようになります。出来事の記憶も時間とともに薄れていきます。人間関係においても、役割の範囲、貸し借り（ギブ・アンド・テイク）を意識しています。他者の役割と自分の責任との区別を認識し、過剰に他者に関わる必要はないと考えています。

一方、トラウマの世界はその反対です。世界が更新されない〝無限〟のものと捉えていることが特徴です。例えば、〝無限〟に義理堅く、〝無限〟に責任感や罪悪感を持ちます。

健康な世界では意識される貸し借りのバランスが曖昧です。むしろ、貸し借りを冷たい態度とし、〝無限〟に何かを施すことが良いことのように捉えています。「無限の愛」とか、「永遠の友情」、「絶対」といったものにどこか安心感と憧れがあったりします。

人間関係においては別れを極端に避けようとすることもあります。別れ方がわかりません。ややこしい人を遠ざけることがうまくできず、振り回されてしまうこともよく起こります。

他者の問題を自分の責任であるかのように感じます。見捨てられ不安も相まって〝無限〟に関係を維持しようとします。これらが関係依存や心理的な支配の要因にもなります。健康な世界のルールがよくわからないのです。

また、疲れを知らないかのように過剰に努力をしたり、身体を壊すほど一生懸命働いたりもします。飽きずにやる気が続くことが良いことだと考えています。さらに、脳や身体が過覚醒、過活動を起こしていますので、休息と活動のリズムが自然に取れません。

世界を〝無限〟と捉えることで、悲観的な考え、感情や症状も永続するように感じられます。自分の生きづらさや悩みが絶対に乗り越えられない壁のように思われるのです。記憶も処理されず、ずっと同じ鮮度で繰り返されます。人間関係も更新されず、昔の嫌な状態のまま永続するように感じてしまいます。

トラウマ、不全感を原因として起きる依存症、摂食障害もまさに飽きることのない〝無限〟の世界です。

そのほか、トラウマの影響によって生じる様々な症状

これまでご紹介したこと以外でも、トラウマの影響として様々な症状が起こります。身体面では、睡眠障害、不定愁訴、頭痛、腰痛など身体の痛み、自己免疫疾患、糖尿病や心筋梗塞、脳梗塞や、がんのリスクの増加など。

精神面では、うつ状態、不安障害、感情調整の障害、強迫性障害、リストカットなどの自傷行為、希死念慮、パーソナリティ障害、摂食障害、双極性障害、解離性障害（重いケースの場合は解離性同一性障害）など。トラウマを想起するような状況を避ける「回避」もしばしば起こります。また、第1章ケース7でご紹介した健洋さんのような各種の依存症もトラウマの結果としてよく見られます。

重いケースではカウンセリングを続けることができずにドロップアウトしてしまうこともあります。

診断名は、症状をもとにいろいろな名前が付きますが、その奥にある要因がトラウマであることは珍しくありません。

別の病気と診断されたものがトラウマによるものであるケースも

トラウマへの理解が身近になってきたことで、従来は別の精神障害、精神疾患とされてきたものも実はトラウマによるものではないか？と指摘されるようになってきました。

例えば、幻聴や妄想と捉えられ統合失調症と診断されていた方が、実は虐待から来る言語的フラッシュバックであったというようなケース。うつ病と診断された方が、トラウマから来るうつ状態であったというようなケース。パニック障害と診断されていた方が実はフラッシュバックや葛藤が原因で生じていたパニックであったというケース。

アルコール依存症などは以前から家庭環境などの影響が指摘されてきました。パーソナリティ障害と診断されるケースの多くも、トラウマによる自己否定感、無価値感の影響、そしてそれが行動化したものであることが考えられます。

トラウマの存在を前提とした診断とケアへ

医師の神田橋條治氏なども「出会いの当初はすべて受診者を「複雑なＰＴＳＤ」だと想

定」（原田誠一編『複雑性ＰＴＳＤの臨床』金剛出版）とするなど、今後の臨床心理、精神医療は、まずはトラウマがある、という見立てからスタートすることが当たり前になるかもしれません。

そして、トラウマによるものでは？と見立てることで、正しい理解やよりよいケアにつながることが期待されます。実際に、医療・看護・福祉の世界では、患者の症状、行動の背後にあるトラウマを理解して対応する「トラウマインフォームドケア」が注目されています。

そうしたことから、従来のようにトラウマの症状を別々に捉えずに、スペクトラム（連続体）と捉えるべきだという提起もなされています。今後、「トラウマおよびストレス関連スペクトラム障害」というような概念に発展する可能性も十分に考えられます。

ここまでご覧いただきましたように、トラウマは広範に影響を及ぼす、誰にとっても身近な存在です。トラウマについてわかりやすく理解するために、次章でさらに深掘りしてみたいと思います。

第4章
トラウマを理解する
——ストレス障害、ハラスメントとしてのトラウマ

トラウマを理解するためには少し工夫が必要になります。それは第1章でも触れたようにトラウマ研究が大規模な事故や戦争から始まり、了解可能な領域から徐々に概念化されていったためです。

私たちの多くが感じる生きづらさについては近年ようやく射程に入ってきました。そのために、入り口を間違えると、自分からは遠く理解しづらいものに感じられてしまうのです。

本章では、私たちにとって身近なトラウマをより深く理解するために、補助線を示しながら進めていきたいと思います。

トラウマを「心の傷」として捉えない

トラウマというと、よく「心の傷」という言葉で表現されます。これは決して間違いではありませんが、「心の傷」という表現がトラウマの理解を遠ざけてしまう一因にもなっています。私がよくお伝えしているのは、「トラウマを〝心の傷〟という言葉で捉えないほうがよい」ということです。それにはいくつか理由があります。

まず、一つには表現がトートロジー（同義反復）になっているということです。トラウマとは、ギリシャ語で「傷」を意味します。心の傷そのものを指す言葉ではもともとなく、表皮を損傷するような傷（外傷）を意味する言葉です。そのため海外では現在でもトラウマと名の付く医療機関の多くはいわゆる外科を指すそうです。

「トラウマとは心の傷です」というのは、もし外国語に翻訳し直せば「傷とは心の傷です」という同義反復のよくわからない言葉になっています。日本語だと何かを言っているような雰囲気にはなりますが、よくわからない意味であることに変わりがありません。あくまで、黎明期に作られた比喩の名残です。

もう一つの理由は、応用や展開がしづらいことです。当事者や治療者が悩みをケアする際には、現場で仮説を立て、推測したりしながら取り組んでいきます。どのような要因が影響して、どのように症状が生起しているのかを都度見立てていくことが必要です。そのためには、診断名や概念についても、そのメカニズムがイメージでき、応用、展開できる余地、幅が広いことが重要です。

しかし、「トラウマとは心の傷です」という表現にはそれがまったくありません。メカニズムがイメージできず、アプローチするポイントを検討することもできません。苦しんでいる症状や問題とトラウマがどのような結びつきになっているのか、見立ての検討を助けてくれる効果がまったくないのです。「心の傷」とすることでむしろその余地を狭め、トラウマに対する誤解を生む原因となっています。

さらなる弊害として、まさにトラウマに苦しんでいる人たちの実際の症状（第1章、第3章で見たような）が「心の傷」との表現とマッチせず、当事者が問題に気がつけないまま取り組む機会を失ってしまうおそれもあります。実際に当事者の多くが自分の生きづらさがトラウマ由来と気がつけずにいます。

一方で「心の傷」との表現が妥当である部分もあります。一つには、第2章でもご紹介した脳科学の調査で判明した脳へのダメージです。脳がすなわち心とすれば、実際に〝傷〟と呼べる痕跡が確認されています。もう一つは、トラウマには、ハラスメントという特徴がある、という点です。

ただ、この後検討していきますが、トラウマの実際の影響は、脳にとどまりません。自律神経などの身体や社会関係なども含めた生活全体に及んでいます。また、ハラスメントは、「心の傷」という表現だけでは到底表すことができない、私たちの存在に対する巧妙な侵害を特徴としています。「心の傷」という表現のままでは、そうしたことも見逃されるおそれがあります。

トラウマとは「ストレス障害」である

では、どのようにすればトラウマを正しく理解できるでしょうか？　まずは、「トラウマとはストレス障害である」と捉えることです。ストレス障害という捉え方はシンプルで理解しやすく、その後の取り回しも容易です。

現在、精神科医やカウンセラーなどが参考にする米国精神医学会の診断基準（ＤＳＭ）でも、第5版からＰＴＳＤなどは、「心的外傷およびストレス因関連障害群」という分類になっています（第４版では不安障害というカテゴリにくくられていました）。

トラウマはストレス障害との捉え方にすでに違和感のない方にとっては、今さらと思われるかもしれません。しかし、こうした捉え方は必ずしも当たり前のことではありませんでした。ストレス学とトラウマ研究とは交流がなく全く別のものとして扱われてきたためです。

例えば、ヴァン・デア・コークの編集によって1996年に原書が出版された『トラウマティック・ストレス：PTSDおよびトラウマ反応の臨床と研究のすべて』（誠信書房）の中に、「ストレス対トラウマ性ストレス」という章があります。そこでは、「トラウマ性ストレスについての研究という分野は、以前から存在するストレスとその対処に関する領域からは独立して発生した」『ストレス』の研究と『トラウマ性ストレス』のそれとを、理論的に関連付けようとする試みにも関わらず（中略）、この2つの分野間の相互作用は殆どなかった」としています。

交流もなく発展した両者ですが、その後、徐々にストレスモデルでトラウマが理解されるようになります。最近では、先ほどご紹介したポリヴェーガル理論がトラウマ研究と生理学とをつなげる役割を果たしています。

ストレス障害として捉える利点

「トラウマはストレス障害である」と捉えることは、当事者や治療者にとってメリットが大きいといえます。

その理由の1つ目は、トラウマの影響は心理にとどまらず、脳や自律神経、内臓など身体全体に及ぶということです。ストレス障害と捉えることは、そうした実態とも適合的です。

理由の2つ目は、応用や展開のしやすさです。ストレス障害とすることでそのメカニズムがイメージしやすく、当事者、治療者が見立てやケアの方向性を検討する際にも、心理から身体に及ぶまで様々に応用が利き、創造性を後押ししてくれます。

理由の3つ目は、ストレスという言葉の親しみやすさと連続性です。ストレスという言葉は、専門家ではない当事者にとってもすでに馴染みのある言葉です。そして、日常のストレスから災害や戦争といった非日常性のストレスまで様々に用いられています。そのため、日常から連続した身近な現象としてトラウマを捉える助けとなります（そして、後で見ますが、ハラスメントというもう一つの特徴とあわせて捉えることで、トラウマは理解しやすくなります）。

さらに、「心の傷」とされていた際にはトラウマは治療者にとってもメカニズムがイメージできず、専門家でなければ扱えない特殊な事象として敬遠されがちでした。しかし、「ストレス障害」であれば、一般の治療者でも手当がイメージできます。治療の機会が広がることが期待されます。

では、そのストレスとは何か、どのように私たちの心身に影響するものかについて簡単にご説明します。

ストレスとは何か？

ストレス学もトラウマと同様に歴史の浅い研究分野です。「ストレス」という言葉が医学で用いられるようになったのはアメリカの生理学者、ウォルター・キャノン（Walter

Bradford Cannon）によってで、1920年ごろからとされます。ストレスという言葉はもともと「歪《ゆが》み」を意味する物理学や工学の言葉で、それを生物学に応用したものです。ストレスとは「生体の変化」を意味し、ストレスを生む刺激を「ストレッサー」といいます。そして、1930年代にカナダのハンス・セリエ（Hans Selye）が本格的に「ストレス」という言葉を使用し、ストレス理論として体系化していきました。

ストレスが生物に及ぼす影響

人間も含めて生物は、外部の環境の変化に対して、内部環境を維持する機能があります。ホメオスタシス（恒常性）と呼ばれるものです。ストレッサーに対する反応も、恒常性維持機能の1つとして考えられます。特に人間は、自律神経系、内分泌系、免疫系という3つの調整系によってストレスに対処します。

ストレス応答のプロセス

セリエは、ストレスに対する反応を、「警告反応期（ショック相／抗ショック相）」「抵抗期」「疲弊期」の3つで整理しました。

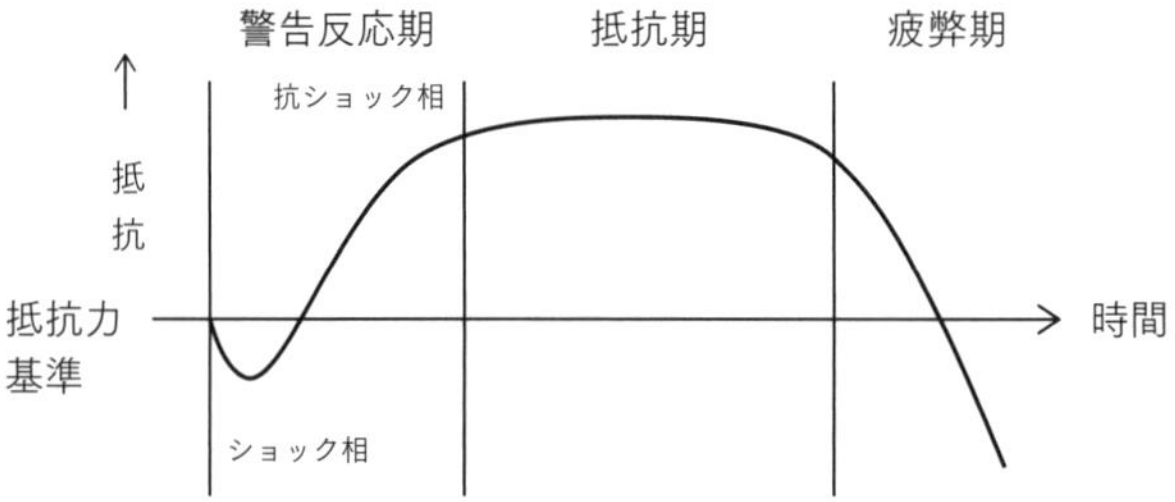

ストレス応答のプロセス

まずストレスにさらされると、身体はショックを受け、体温、血圧も下がり、神経活動は抑制されます。筋肉の緊張も弱まり、リンパ節も萎縮します（警告反応期・ショック相）。その後、抵抗力が発揮され、体温、血圧が上がり、血糖値も上昇し、筋肉も活動を始め、免疫も高まるなど抵抗を開始します（警告反応期・抗ショック相）。

ストレスに対処するホルモンには大きく2系統あります。1つは、視床下部―交感神経―副腎髄質（ＳＡＭ軸）です。視床下部が副腎髄質を刺激し、アドレナリンが分泌されます。アドレナリンは、心拍数を上げ、気管支が拡張し、血液と酸素を全身に送り込みます。グリコーゲンを糖に変え、脂肪を分解し、エネルギー源を確保します。

もう1つは、視床下部―下垂体―副腎皮質（ＨＰＡ軸）です。視床下部の指示を受けて副腎皮質からストレスホルモンであるコルチゾールが分泌されます。コルチゾールは、グリコーゲンや脂肪を蓄積しエネルギーを補充し、感染や怪我をしたところに白血球を送り込みます。免疫の過剰な反応を抑える働きをします。

その後は、持続するストレスへの抵抗を維持し続ける状態に入ります（抵抗期）。

しかし、ストレスが維持され続けると、身体は疲労し、抵抗しきれずに、恒常性を維持する機能が破綻をきたしてしまいます（疲弊期）。コルチゾールが分泌され続け、肥満や、筋肉や骨のミネラルの減少、免疫機能の低下が起こり、風邪などの病気にかかりやすくなります。ストレスに対処する3つの調整系の機能も低下し、病に陥り、最悪の場合、死に至ります。

何がストレスになるのか？

日常においてどのようなイベントがどの程度ストレスになるのかについて、社会学者のホームズ（T. H. Holmes）とレイ（R. H. Rahe）がまとめた「社会的再適応評価尺度」と呼ばれるものがあります。さらにこれを日本に適応できるようにした表があります（140―141ページの表を参照）。

このように眺めると、意外な出来事が高いストレス値を示していることがわかります。誰もが体験する日常のちょっとした変化やイベントが30点、40点という値になっています。

そして、これらストレッサーの合計値と精神疾患との関連（リスク）を調べたところ、400点以上で78・8％の方が、300点台で67・4％、200点台で61・2％、100

点台で57・1%、１００点未満でも39・３%がリスクあり、となることがわかっています。

驚くのは、１００点未満でも、４割近い人に精神疾患のリスクがあるということです。私たちは、日常の出来事であっても重なると容易にバランスを崩してしまうことがわかります。

なぜシマウマは胃潰瘍にならないか？

ストレスに意外なほど脆弱な私たち人間ですが、動物はどうなのでしょうか？ストレス学者のサポルスキー（Robert M. Sapolsky）の著書に、『なぜシマウマは胃潰瘍にならないか』（シュプリンガー・フェアラーク東京）というものがあります。

本のタイトルが示すように、動物には、いわゆる人間のようなトラウマはない、と考えられています。例えば、シマウマなどはライオンに襲われると、その瞬間は血圧を上げ、ストレスホルモンを出し、一目散に逃げます。しかし、危機を脱すれば、ストレス値は下がります。もしかしたらまた襲われるかも？などと考えてくよくよしたり、フラッシュバックに襲われることはありません。

順位	ストレッサー	ストレス点数(値)
43	住宅環境の大きな変化	42
44	課員が減る	42
45	社会活動の大きな変化	42
46	職場のOA化	42
47	団欒する家族メンバーの大きな変化	41
48	子供が新しい学校へ変わる	41
49	軽度の法律違反	41
50	同僚の昇進・昇格	40
51	技術革新の進歩	40
52	仕事のペース、活動の増加	40
53	自分の昇進・昇格	40
54	妻（夫）が仕事を辞める	40
55	職場関係者に仕事の予算がつかない	38
56	自己の習慣の変化	38
57	個人的成功	38
58	妻（夫）が仕事をはじめる	38
59	食習慣の大きな変化	37

順位	ストレッサー	ストレス点数(値)
60	レクリエーションの減少	37
61	職場関係者に仕事の予算がつく	35
62	長期休暇	35
63	課員が増える	32
64	レクリエーションの増加	28
65	収入の増加	25

勤労者のライフイベント（ストレス得点）表
（夏目誠 大阪樟蔭女子大学名誉教授の研究による）

順位	ストレッサー	ストレス点数（値）
1	配偶者の死	83
2	会社の倒産	74
3	親族の死	73
4	離婚	72
5	夫婦の別居	67
6	会社を変わる	64
7	自分の病気や怪我	62
8	多忙による心身の過労	62
9	300万円以上の借金	61
10	仕事上のミス	61
11	転職	61
12	単身赴任	60
13	左遷	60
14	家族の健康や行動の大きな変化	59
15	会社の建て直し	59
16	友人の死	59
17	会社が吸収合併される	59
18	収入の減少	58
19	人事異動	58
20	労働条件の大きな変化	55
21	配置転換	54
22	同僚との人間関係	53
23	法律的トラブル	52
24	300万円以下の借金	51
25	上司とのトラブル	51
26	抜擢に伴う配置転換	51
27	息子や娘が家を離れる	50
28	結婚	50
29	性的問題・障害	49
30	夫婦げんか	48
31	新しい家族が増える	47
32	睡眠習慣の大きな変化	47
33	同僚とのトラブル	47
34	引っ越し	47
35	住宅ローン	47
36	子供の受験勉強	46
37	妊娠	44
38	顧客との人間関係	44
39	仕事のペース、活動の減少	44
40	定年退職	44
41	部下とのトラブル	43
42	仕事に打ち込む	43

人間とは違って動物が特別というわけではありません。哺乳類として私たちと同じようなストレス処理のプロセスを働かせています。ただ異なる点は、その場でサッとストレスを処理して、平常な状態に戻ること、あれこれと想像を働かせたりしない、ということです。

シマウマのストレス処理のあり方は、ストレス学者に言わせれば、理想的といえます。対して、私たち人間は知能が発達した代償として、「また、同じことが起こるのでは？」といった想像や、「もっとこうしていれば……」などと後悔にとらわれてしまいます。ストレスは物理的な脅威が目の前になく想像しただけでも起こります。高度な精神の営みは、ストレスを慢性化、長期化させてしまうのです。

生物は想定外のストレスに弱い

死に瀕するようなストレスにも驚くほど強い動物も、意図せずストレスが長引くような状況では、調子を崩してしまいます。

例えば、ライオンのいる環境で生息するキリンですが、音に敏感で神経質なため飼育が難しく、動物園でもちょっとしたノイズなどストレスが続くと健康を害したりすることがあります。馬も敏感で知られ、例えば競走馬が遠征のためにコンテナに詰めて運ばれるストレスで思うようなパフォーマンスを発揮できない、ということを耳にすることがあります。

ストレス理論の祖であるハンス・セリエがストレスを発見したきっかけも、実は、そんな意図せずストレスが持続する状況が偶然生まれたからでした。

今ではストレス理論で名が残る大学者のセリエも、研究用のラットの扱いがあまり上手ではなかったそうです。セリエはラットをうまく捕まえたりすることができずに、ずっと追い回したり、落としたりしていたそうです。するとあるとき、ラットの消化器に潰瘍ができて副腎が膨張していることに気がついたのです。

当初セリエは、ラットに変異をもたらす未知のホルモンを発見したと喜んでいたようですが、未知のホルモンではないことを知ると、とても落ち込んだそうです。しかし、後に未知のホルモン以上の大きな発見をしたことがわかります。ラットに異変をもたらしたのは「ストレス」と呼ばれる負荷だったのです。セリエの下手な扱いがラットに想定外の負荷をもたらし、ストレスの発見につながったのです。

こうしたことからわかるのは、ストレスに対処する生体のしくみとは、基本的には短期のストレスへの対処を想定しているということです。持続的なストレスには短期の対処を繰り返すことになり大変非効率で、身体にも負荷がかかります。潰瘍ができ、臓器も疲弊してしまいます。どうやら生物の体は持続するストレスに最適に運用されるようにはできていないようなのです。

ストレスに対する意外な強靭さと脆弱性《ぜいじゃくせい》

人間も短期の危機には、「火事場の馬鹿力」という言葉もあるように意外に強靭な力を発揮します。例えば、被災直後は「英雄期」、「ハネムーン期」とされるように、勇気ある行動が取れたり、強い連帯を示したりします。

また、災害などの大きなストレスに遭遇しても大半の人はＰＴＳＤにならずに自然と回復していくことも知られています。その後、ストレスが持続したり、適切なサポートがない場合に鬱《うつ》などに陥っていくようです。

戦争によるストレス障害についても、実はその多くが、ローリスクストレッサー（低緊張度の持続的なストレス）によるものであると、自衛隊で精神医療に携わってきた医師の福間詳氏は述べています。福間氏はいまだに強度のストレスばかりがＰＴＳＤの原因とされる精神医学の現状について違和感を表明しています（福間詳『ストレスのはなし』中公新書）。

ライオンに襲われても胃潰瘍にならない動物たちも、長期にわたるストレスを受けると、それが強度の面で些細であっても場合によっては命に関わるような結果になり得ます。先にご紹介したストレスの基本モデルにおいても、長く続くと「疲弊期」に入ります。

このように想定外に長く続くストレスは、「時間の長さ」も問題なのですが、それだけではありません。結果として、長さが生体というシステムの前提、ゲームのルールを変えてしまうのです。短期であれば最適化されていて問題なく見えるものについても、前提が変わることで様々な問題を浮かび上がらせてしまいます。

ストレスというと強弱が注目されがちですが、システムの想定内であれば動物は意外なほど頑強です。しかし、キリンの敏感さのように短期のストレスへの最適化が別の状況では裏目に出ることもあります。人間であれば、想像力といった知能の高度化が状況によっては精神的なストレスの原因ともなります。

ストレスで真に問題なのは、生体のシステムにとって予期せぬもの、システムの裏目となるか否かではないか、と考えられます。ストレスの強さや長さはそれを顕在化させる要素の一つと考えるとわかりやすいかもしれません。

ストレスに対する脆弱性の変数

ストレス研究では、予期せぬ、不都合な状況を人工的にあれこれと作り出して研究が繰り返されてきました。セリエがストレスを発見した機会というのも、偶然、ラットにとって脆弱なポイントに負荷をかけたことによってでした。

霊長類がある種の脆弱性を共有しているとすれば、動物に見られる脆弱性の変数（要因、要素）を知ることは、私たち人間にとっても何がトラウマを生じさせるのかを知る上で有効と考えられます。実験以外の事例も含めて、主だったものをいくつか見てみたいと思います。

予測可能性

ラットを用いた実験です。負荷を事前に予測できる状態と予測できない状態とで比較を行ってみました。3匹のラットを用意して、2匹のラットにはしっぽに電極を付け（ラットA、B）、1匹（ラットC）は比較のために何も付けません。

ラットAには、電撃を与える前にライトをつけて電撃が来ることを知らせます。ラットBには電撃のタイミングとは無関係にライトをつけます（つまり、あらかじめ電撃を知らせない）。

この条件で、電撃を与えることを繰り返してみて、ストレスを比較してみたそうです。すると、最もひどい潰瘍ができたのは、事前に電撃が来ることが予測できなかったラットBでした。予測できたラットAは軽度で済みました。ラットCは負荷がありませんから何も起こりません。

電撃の強さは同じでストレスの強度は変わりませんが、予測できるかどうかの差が、潰瘍の程度に大きな差を生じさせたことがわかります。

別の実験でも、ラットに与える食事の頻度を規則的にした場合と不規則にした場合とでは、不規則にして予測できない場合のほうがコルチゾールの値が上がることがわかっています。

人間の事例でも同様のことが観測されています。それは第二次世界大戦でのことです。第二次世界大戦の前半、西ヨーロッパを占領したドイツ軍はドーバー海峡を越えてイギリスに空襲を行いました。ロンドンには毎日のようにヨーロッパ大陸から爆撃機がやってきました。空から爆弾が毎日落とされるわけですから、まさに死に瀕するような最重度のストレスです。一方、郊外は空襲が少なく、頻度も散発的でした。当時、空襲のストレスによって胃潰瘍になるイギリス国民が急増したそうです。

では、都市と郊外のどちらでその割合は高かったでしょうか？　ストレスの強度で見れば圧倒的に都市のはずです。

しかし、意外なことに、実際は空襲が散発的だった郊外のほうがその割合は高かったのでした。その理由は、空襲が毎晩のように続き予測が可能であった都市はストレスが少なく、空襲が散発的で予測がしづらい郊外のほうがストレスは強かったからです。

このように、予測できるものは、それが死をもたらすような強度のストレスであっても負荷は軽減され、予測ができないことは大きな負荷となることがわかります。予測ができるとは、一貫性や秩序があるということですが、生物にとっては安心・安全に関わる非常に重要な変数（要素）であることがわかります。

コントロール可能性

次に、同じくラットに電撃を与える実験を見てみましょう。また３匹のラットを用意して、２匹のラットにはしっぽに電極を付け（ラットA、B）、１匹（ラットC）は比較のために何も付けません。

先ほどと異なるのは、ラットAは、ボタンを押すことで、ラットBの電撃も含めて刺激を止めることができます。つまり、ラットAは状況全体をコントロールすることができます。ラットBにもボタンはありますがダミーです。押しても止める効果がありません。つまり、ラットBは状況をコントロールできず、電撃が止まるかどうかはラットAの行動に期待するしかありません。そうした条件で電撃を与える実験をしてみました。

結果はどうかというと、状況をコントロールできないラットBにはひどい潰瘍ができてしまいました。電撃の強さは同じですが、状況をコントロールできるラットAのストレスはかなり少なく済んだのです。

私たち人間もコントロールできない状況は、結果的に短時間であったとしても、強いストレスと感じられることがあります。自分で状況をコントロールできるかどうかも、ストレスに対する脆弱性に関わるとても重要な変数です。

感情の表出、フラストレーションの発散

また同じくラットを使った実験ですが、今度は、2匹のラットを用意して足をテープで板の上に固定するという拘束負荷実験を行いました。そして、ラットAには、棒を与えてかじることができるようにしました。一方、ラットBには何も与えませんでした。

つまり、ラットAは棒をかじることでフラストレーションを発散することができ、ラットBは発散することができません。それによってストレスの程度を比べてみたのです。すると、発散できなかったラットBには潰瘍ができるなど強いストレスが見られました。一方、発散することができたラットAはストレスが軽く済んだのです。

さらに、負荷をやめたあとのストレスホルモンの値を計測すると、棒をかじって発散す

ることができたラットAはホルモンの値がすぐに落ち着いたのですが、発散することができなかったラットBはホルモンの値がすぐには下がらずしばらくストレスが続いていることがわかったのです。

この実験からは、フラストレーションの発散、感情表出の大切さもそうですが、発散できなかった影響が長時間続くということがわかります。特に私たち人間は、社会生活を営んでいるために感情表出や発散が難しい場面も多いです。ストレスを我慢するわけですが、その影響は思いのほか甚大なのです。

ソーシャルサポート

ソーシャルサポートについては、ストレス学だけではなく、心理学や社会学など様々な分野で研究がなされてきました。社会学における量的研究の嚆矢《こうし》となったデュルケーム(Emile Durkheim)の『自殺論』はまさにソーシャルサポートと自殺との関連について明らかにしたものです。

例えば、カトリックとプロテスタントの信者を比較し、社会的なつながりが強いカトリック信者のほうが自殺率が低い、子持ちの既婚者は独身者や子なしの既婚者に比べて自殺率が低い、などといったことから社会的なつながりが強いほうが自殺が少ないことを（言い換えればストレスが少ないということを）データによって明らかにしました。

他の研究でも、配偶者がいるかどうか、友人や家族がいるかどうかで平均余命の差が生じる、乳がんの患者で、グループセラピーを受けた患者とそうではない患者とを比較すると、グループセラピーを受けた患者の余命は2倍も長い、などソーシャルサポートと健康との関連を示す調査や研究は枚挙にいとまがありません。サルを使った実験でも、仲間の多いサルと少ないサルを比較すると、仲間の多いサルは明らかにストレスホルモンの値が低いことがわかっています。

社会的なつながりの有無がストレスに影響するということはあらためて言うまでもないかもしれません。特に、社会的な動物である人間にとってソーシャルサポートは生存の基盤であり、つながりが切れることは心身に重大なダメージがあります。ソーシャルサポートの有無は、とりわけ重要な変数であることがわかります。

脆弱性の変数から見たトラウマ

ここまで「予測可能性」「コントロール可能性」「感情の表出」「ソーシャルサポート」と、4つの変数を取り上げてみました。まだ、これ以外にもストレスに影響を与える変数はあり得ますが、主要なものを並べるだけでも、どのようなストレスが脆弱性に影響するかが浮かび上がってきます。

そして、その変数から眺めてみると、トラウマをより理解しやすくなります。単にストレスの強弱でもなく、「死に瀕するような出来事」といった特定の状況を形容したものでもなく、あるいは「本人がトラウマと感じればトラウマ」というような主観的すぎるものでもなく、客観的に捉えていくことができます。

なぜ持続的なストレスや〝死に瀕するような〟出来事がトラウマをもたらすのか？

持続的なストレスがなぜ我々生物に不都合なのか、トラウマになり得るかといえば、脆弱性の変数（要素、要因）が増えるからだと考えられます。例えば、ストレスとなる出来事がいつ終わるのかを予測できず、状況をコントロールできなくなります。

予測やコントロール不能とは、言い換えれば安心・安全感が欠如した状況ということです。そして、ストレスを発散しきれなくもなります（アルコールの過剰な摂取に見られるように発散するために身体に負荷がかかります）。長期にわたるストレスが周囲との関係性も消費してしまいます。周囲とのつながり、関係がなければストレスを支えられなくなります。つまり、持続的なストレスが存在を支える条件を削いでいってしまうのです。

〝死に瀕するような〟出来事がなぜトラウマをもたらすかといえば、先ほど見たような変数を一気にもたらすからだといえます。非日常的な事象が瞬時に起きることで予測可能性やコントロール可能性、社会的なつながりを奪い、発散もできない孤立した状況に追い込むと考えられます。

ＰＴＳＤ概念の成立のきっかけとなったベトナム戦争についても、兵士の異常な行動が目立ち始めたのは、実は敗色が濃厚になった終盤以降のことでした。敗北意識（予測可能性、コントロール可能性の崩壊）、短時間での復員（感情表出、フラストレーションの発散の制限）、世間の風当たりの強さ（ソーシャルサポートの欠如）など、戦闘そのもののストレスもそうですが、その後のケアが問題を顕在化、複雑化させたことがわかっています。

日常生活における持続的なストレスはトラウマの原因となり得る

日常に目を移してみると、実は想像以上に脆弱性の変数（要素、要因）を満たす場面が多いということに気がつきます。例えば、会社や学校などで起こるいじめやハラスメントは、ストレスを受けても感情表出や発散が制限されます。

気まぐれに襲う嫌がらせなどから予測可能性、コントロール可能性を奪われます。相手の顔色をうかがうことなどは、理不尽に対して予測可能性を回復させようとする必死の工夫です。ハラスメントが激しくなり、逃げ場やソーシャルサポートも失われると、自ら命を絶つということも生じます。

「日常のストレスなど大したことない」というバイアス

私も含めて人間は自分がとても弱いにもかかわらずそのことを忘れ、自己の努力や忍耐を過大評価し、他者の痛みや困難を些細なものと過小評価してしまう傾向があるようです。

ストレス学の権威であるアメリカの心理学者リチャード・S・ラザルス（Richard S. Lazarus）は以下のように指摘しています。「重大なライフイベントだけでストレスを定義づけてしまうやり方は、ストレス対処の方法を解明するうえで適切なストラテジー（方略）ではない」「日常的混乱とは、モラール、社会的機能、そして健康をも害するような、外見的にはささいにみえても、ときに非常にわずらわしさを感じさせる、日常のいらだちのことを言う。そして、驚くべきことに我々は、この日常的混乱のほうが重大なライフイベントよりも、健康障害にとって重要な要因であることを見いだしたのである」（『ストレスと情動の心理学――ナラティブ研究の視点から』実務教育出版）。

「日常のストレスなど大したことない」というのは、私たちが持つ強いバイアスの一つです。

家の中は安全？

そして、関連するバイアスとして「家の中は安全」というものもあります。家の中は決して安全な場とはいえません。まだ街中のほうが公的環境としての規範意識が働き、他者の目が光っています、トラブルがあれば警察なども介入できます。

しかし、核家族化が進んだ現代の家庭は社会から目隠しされています。様々なしがらみから理不尽さがまかりとおり、しかも、法律に触れなければ社会の介入も容易ではありません。

家庭とは、機能すれば私たちを守る安全基地となりますが、機能不全に陥るとたちまち脆弱性の変数を満たすトラウマティックな環境になり得るのです。特に生殺与奪の権を親が握っている子どもにとっての影響は甚大です。

学校や会社におけるトラウマのリスク

学校や会社も同様です。例えば、日本では２０２０年度でわかっているだけで、小中高校からの報告では４１５人が自殺しています（文部科学省「令和２年度児童生徒の問題行動・不登校等生徒指導上の諸課題に関する調査」）。自殺に至らずにトラウマを負う人の数は当然ながら何倍にもなると考えられます。

会社でのパワハラ、モラハラの被害はどうでしょうか？　厚生労働省の調べでは、各都道府県に寄せられる職場でのいじめや嫌がらせの相談件数は年々増加しており、２０２１年度で８６、０３４件にものぼります（厚生労働省「令和3年度個別労働紛争解決制度の施行状況」）。被害者にとっては存在を危機にさらされる、まさに地獄の苦しみです。

このように見ると日常の持続的なストレスも、トラウマの原因として見逃すことはできません。戦争や災害や犯罪のストレスによって起こるPTSDも認められるまでに長い年月が必要でしたが、これからは日常生活で被るストレスもトラウマとなり得ると広く認知される必要があるようです。

成長過程でのストレス～愛着障害、発達性トラウマ

次に、成長過程でのストレスの影響について見てみたいと思います。

先ほども触れた高度な知能のほかに、人間にはもう一つ大きな特徴があります。それは、ほかの生物と比較して成人するまでの過程がとても長いということです。人間は脳が発達したために、未熟な状態で生まれざるを得ないことはよく知られています。そして、その長さゆえ成熟の道も平坦ではなく、様々なストレスに晒《さら》されるリスクを抱えています。

第2章でもお伝えしましたが、発達を阻害するストレスを浴びてしまうことを、本書のテーマである「発達性トラウマ」（あるいは幼少期の場合「愛着障害」）と呼ぶのです。

周産期（胎児期、新生児期）のストレスが及ぼす影響

ストレスの影響は、母親のおなかの中にいるときから始まっています。その影響を明らかにしたものに「ＤＯＨａＤ仮説」と呼ばれるものがあります。イギリスの疫学研究者デビッド・バーカー（David J. P. Barker）が提唱したもので、成人病、生活習慣病の発症が、出生時の体重と相関するといいます。

実際に、様々な調査で関連が裏付けられています。日本でも、２０１８年に東京大学の先端科学技術研究センターが発表した研究において、妊娠中の飢餓や過度なダイエット、精神的なストレスなどが胎児のその後に影響することがわかっています。

また、出産時のストレス（帝王切開や麻酔などの医療の介入）、出産後も新生児がストレスフルな環境に置かれたり、母親から長く引き離されたり、ということもトラウマの要因となります。

実は発達障害の発症についても、胎児期の環境要因の大きさが近年指摘されるようになりました。例えば、大気中の化学物質、母親が摂取する食事や薬など、様々な化学物質が胎児の環境に影響することがわかっています。エピジェネティクスといいますが、遺伝的

な素因に環境要因が影響して発症に至ると考えられています。

第2章ですでにご紹介したように、愛着障害や虐待などトラウマによって生じる症状が「第四の発達障害」と呼ばれるほど互いに酷似することがわかっています。なぜ酷似するのか？ということを考えたときに、もしかしたら、それぞれは胎児期か、幼少期か、という時期の違いはありますが、ストレスへの暴露という共通する要因を持っているのかもしれません。

愛着形成期のストレス

愛着形成において重要な時期に被る不適切なストレスは、成人から見れば些細なことであっても、重大な影響を及ぼすことがわかっています。「安全基地」とも形容されるように、子どもは愛着を基盤として世の中に適応していきます。山登りのベースキャンプのように、基地があるから探索でき、山に登ることができるのです。基地が不安定だと、探索できる範囲も限られ、ストレスに対しても脆弱になります。社会にうまく適応できなくなり、様々な生きづらさを抱えてしまうのです。

養育者が安定して一貫した態度で接することができているかどうかが大切とされます。

感情的に不安定であったり、関心・関与が少なすぎたり、過干渉すぎたりという場合には、安定した愛着が形成されません。

養育者の不安定さの要因としてよくあるのが、家庭内での不和、義理の両親との関係、配偶者との関係、仕事でのストレス、養育者自身の心身の不調などです。養育者自体が発達障害や愛着不安、トラウマを抱えているといった場合も不安定さにつながります。さらに愛着不安はしばしば世代を超えて連鎖するとされています。

家庭内での慢性的なストレス

さらに成長する過程でも、家庭内でのストレスはトラウマの大きな原因となります。一番よくある問題が家庭内での不和、喧嘩です。夫婦喧嘩もそうですが、両親と祖父母との喧嘩、親戚との喧嘩、兄弟がなんらかの問題を抱えて家の中で荒れている、ということも珍しくありません。

子どもの前で夫婦喧嘩をするなどは「面前ＤＶ」と呼ばれ、現在では児童相談所が介入する事案になります。「夫婦喧嘩など、どこの家庭でもある」というような軽いものではありません。子どもの前で家族が暴言を浴びせ合うことは子どもの脳に深刻なダメージをもたらします。

家族がアルコールやギャンブル、買い物などの依存症にかかっている場合は、かつて依存症の親を持つ子どもを指す言葉として「アダルト・チルドレン」と呼ばれましたが、トラウマの原因になります。

身体的な虐待、性的虐待、ネグレクト、経済的な虐待などは言うまでもなく重大なトラウマとなります。

機能不全家族の影響

見過ごされがちなのは、「機能不全家族」の問題です。親が親として機能していないケースも大きなストレスとなります。例えば、親が子どもっぽい振る舞いをする。育児や教育について必要なときに必要な関わりをしない。片方の親や祖父母の愚痴を聞かせる。家族の不和に巻き込む。宗教や特定の思想に傾倒している。本来自然なはずの子どもの感情や反抗、不安定さを異常さの発露ではないかと過度に恐れてしまう。子どもに嫉妬する。親の人生の代償として過度な期待をかけて干渉しすぎる。世の中の常識や社会通念に沿った関わりを持てない。親の不安定な情動から気まぐれに対処する。自らの不適切な接し方をもっともな理屈でごまかす。対外的にトラブルがあっても子どもの味方をせず、常に「あなたにも悪いところがあったんじゃないの？」と、無定見な態度しか取れない。家庭の中で正義が通らない。過度に成果主義的で、プロセスを評価しない。ほかの子どもと比較して貶《おとし》める、など。

子どもにとって親が機能しないことはとても大きなダメージとなります。親が機能しないことで子どもは、「自分」を失ってしまうのです。

学校でのいじめ、不登校

家庭の外でもストレスとなり得るのは、学校やクラブ活動でのいじめです。体育会系のクラブでいじめを受ける確率もとても高いです。いじめの認知件数は、２０２０年度で小、中、高校、特別支援学校あわせて51万7、１６３件となっています（文部科学省「令和２年度（２０２０年度）児童生徒の問題行動・不登校等生徒指導上の諸課題に関する調査」）。認知件数に含まれないいじめやからかいは数倍すると考えられます。

また、小学校高学年、中学生になると、人間関係は徐々に複雑となります。いじめとはならないまでも、対人関係で受けるストレスも少なくありません。

不登校については、2020年度で小・中学校で19万6、127人、高校で4万3、051人（文部科学省「同調査」）となっています。

学校で受ける様々なストレスもトラウマの原因として見逃せません。

医療に関連するストレス

医療に関連するストレスもトラウマを生む要因として指摘されています。主に、大きな怪我や病気での入院や手術などによって生じます（歯科など身近な処置でも場合によっては大きなストレスとなります）。

身体を拘束されるなど自由を奪われたりすることもストレスです。もちろん、本人が嫌がっても医療が必要な場合がありますが、十分な説明や手当がないことは、大きなストレスとなります。

先ほど、ストレス研究におけるラットの実験をご紹介しましたが、子どもにとってはまさに同様の状況が起きます。家族から不意打ちのように病院に連れて行かれ、コントロール可能性を奪われ、予測できない状況に追い込まれ、といったように、脆弱性の変数をすべて満たすことがわかります。

日常における性暴力、性的なハラスメントは身近な問題

性暴力、性的なハラスメントを受けた経験のある方は、私たちが素朴に考える以上に存在します。例えば、2022年度に内閣府が若年層に実施した調査（内閣府男女共同参画局 令和3年度若年層に対する性暴力の予防啓発相談事業「若年層の性暴力被害の実態に関するオンラインアンケート及びヒアリング結果報告書」）によると、4人に1人がなんらかの性暴力被害を受けた経験があると回答しています。性交を伴うものでは4・1%、体を触られるなどした被害については12・4%が経験ありと回答しています。

特に、注意を要するのは、親戚や身近な人からの性暴力・虐待、性的なハラスメントです。カウンセリングで話を伺っていても、親戚のおじさんなどから被害を受けたというようなケースはとても多いのです。こうした性的な被害は特殊な事象ではなく、日常で必ず起こるものと捉える必要があります。

こうして見ると、過度あるいは慢性的なストレス（発達性トラウマ）を受けずに成長することはなかなか難しい苦難の道のりに思えます。しかも、発達途上の子どもが受ける影

響は大人とは比べ物になりません。

こんな場合もトラウマを疑ってみる

ここまでトラウマの原因となり得る日常生活でのストレスについてご覧いただきましたが、様々な理由から自分ではストレス因を自覚できない場合があります。自覚がなくてもトラウマの可能性が考えられるケースについて紹介します。

子どものころの記憶が薄い

20代〜40代とまだ比較的若いのに、「子どものころの記憶が薄い」「過去のことがあまりよく思い出せない」という場合は、トラウマを疑ってみる必要があります。過去に抱えたトラウマティックな出来事の影響で、記憶が思い出せなくなっている可能性があります。

自分の苦労など大したことないと思っている

トラウマを負っている人は頑張る人が多く、大変努力家で過度に自分のせいだと捉える傾向があります。トラウマの原因となるような出来事についても「このくらい大したことない」と捉えています。

本書でもすでに述べたように些細だと感じることでも持続的なストレスはトラウマになり得ます。生きづらさを抱えてお困りの場合は、まずは「もしかしたら、この生きづらさはトラウマでは？」という視点から捉えて、切り分けていくことが必要です。

なかなかよくならない精神障害、不定愁訴

ほかの病気と診断されていてなかなかよくならない場合も、トラウマの影響を疑う必要があります。

第3章でも見たように、例えば、比較的若い年齢でうつ病と診断されているようなケース、長く治療を受けていてもよくならないケースなどは、トラウマの影響によるうつ状態が疑われます。

「第四の発達障害」という概念が提唱されているように、発達障害、ＡＤＨＤと診断されている場合でもトラウマが原因である可能性があります。

統合失調症と診断されていて、幻聴と捉えられていたものが実はフラッシュバックであ

ったというようなケースもあります。パニック障害とされていた場合も、フラッシュバックや葛藤が原因である場合があります。双極性障害と考えられていたケースでも、実はトラウマが原因であったということもあります。

また、頭痛、首痛、腰痛、背中の痛み、動悸など医学的には問題がないにもかかわらず不調が生じている場合も、一度トラウマの影響を疑ってみる必要があります（生理に関連する不調など女性に特有の悩み、症状も過去のトラウマや現在のストレスによって亢進《こうしん》しているケースもあります）。

トラウマのもう一つの特徴〜ハラスメント、心理的支配の影響は甚大

ストレス障害とあわせて、トラウマを理解する上でもう一つ大切なことは、「トラウマとは、ハラスメントである」との捉え方をすることです。トラウマによって長く苦しむケースでは必ずと言ってよいほどハラスメントの影響が見られます。

ハラスメントは、１９９８年に出版されたフランスの精神科医マリー＝フランス・イルゴイエンヌ（Marie-France Hirigoyen）の『モラル・ハラスメント』（紀伊國屋書店）で知

られるようになりました。

ハラスメントや心理的な支配はトラウマの原因、特徴として見逃すことはできません。海外ではイルゴイエンヌのほかに、精神科医のアルノ・グリューン（Arno Gruen）の「自分に対する裏切り」（『「正常さ」という病い』（青土社））、心理学者のアリス・ミラー（Alice Miller）の「闇教育」（『魂の殺人』（新曜社））が関連する研究として知られています。

スーザン・フォワード（Susan Forward）の『毒になる親』（講談社＋α文庫）もそうした流れの一つといえます。日本では、東京大学東洋文化研究所の安冨歩氏がハラスメントについての研究を行っています。大阪大学の深尾葉子氏らとの「魂の脱植民地化」プロジェクトとしても研究が行われていました。

ハラスメントや心理的な支配は、発達途上だけではなく、成人してからも強いダメージをもたらします。先ほどまで例に挙げたストレス状況には、単なる負荷ということだけにとどまらず、自己を否定、束縛するような要素が多分に含まれていることがわかります。親子関係、家庭内でのストレス、学校でのいじめ、会社でのモラルハラスメント・パワーハラスメント、パートナー間の精神的なＤＶなどは典型的な例です。

端緒となった「ダブル・バインド」の発見

ハラスメントに関する研究は、アメリカの人類学者グレゴリ・ベイトソン（Gregory Bateson）が発見した「ダブル・バインド」という概念が端緒となります。ダブル・バインドは「二重拘束」と訳されますが、矛盾するメッセージが同時に寄せられた結果、人間の自由な精神活動が妨げられる現象を指します。

ベイトソンはこれを精神障害の原因としました。例えば、親子間や、パートナー間、上司部下の間で、自己都合や不全感から行っている言動にもっともらしい理屈を付けて相手に従わせることなどがそれにあたります（偽ルール）。

無意識や身体は相手の理不尽を感じ取っているのに、意識ではもっともな理屈を付けられるために従わされてしまうのです。ハラスメントとは簡単に言えばこれが繰り返されることです。被害者は徐々に自分の感覚を信じることができなくなり、社会からも切り離され相手に支配されてしまうのです。

ハラスメントは、心理面におけるトラウマの大きな特徴をなしています。

ハラスメントは社会性や、よりよく生きようとする意思を悪用して入り込む

ハラスメントの原因となる矛盾するメッセージになぜ耳を傾けてしまうのかといえば、それは私たち人間が社会性を持つゆえです。さらに、なぜトラウマ（ハラスメント）の影響が何十年も続くのか、といえば、私たちがよりよく生きたい、善良でありたいとする意思を持つためです。父や母のためになりたい、友だちと仲よくいたい、人とつながりたいという気持ちがあり、そこにハラスメントは巣食うのです。

例えば「お前が私を不機嫌にさせた。だから罰しているのだ」「あなたは気持ち悪い。だからいじめられて当然だ」といったように、無理やり理屈を付けてメッセージをねじ込まれる。「ほら、あなたはすぐに怒る。お父さんにそっくりだ」として素直な感情を封じられる、などです。それらは、加害者が抱える不全感を解消するために意識、無意識に行われます。そして、その呪縛は大人になっても続くことになります。

事故、災害、戦争といった惨事やレイプなどいわゆる単回性のトラウマでも長く苦しむケースでは、社会的なサポートの不足やセカンドハラスメントによって同様の構造が見ら

れます。

トラウマによって心身はどのように変わるのか

ストレスとトラウマを負うことによって、どのような変化が心身に生じるのでしょうか？　第3章では、その結果として生じる様々な症状をご覧いただきました。ここでは、その症状のもとになる心身の変化について見てみたいと思います。

まず、心身をパソコンやスマホに例えてみると、トラウマを負うということは、ハードウェアとソフトウェアそれぞれにダメージを受けることです。ハードウェアには、ＣＰＵ（脳）やメモリ、ハードディスク（記憶）、マザーボードや電源（神経系、免疫系、内分泌系）などがありますが、それぞれに機能障害が生じます。

そして、ソフトウェアについても異常が生じます。後で述べますが、特に中核となるのが、自分のＩＤで自分にログインできなくなる症状（自己の喪失）です。まさに人生が奪われるように、自分であって自分ではなくなるのです。

脳の変化

第2章でもすでに触れましたが、トラウマのダメージから脳に器質的な変化が生じます。ある部位は容積が増加し、ある部位は減少し、機能障害を引き起こします。トラウマとは、虐待はもちろんですが、不適切な養育（例えば、目の前で夫婦喧嘩をする、暴言を浴びせるなど）でも引き起こされます。

無関心、過干渉、否定的な言葉をかける、一貫しない態度など、親としての適切さを欠く言動全般が該当します。従来は、「夫婦喧嘩くらいどこの家庭でも……」「そんなことで虐待だなんて大げさな……」とされたことがトラウマとなり脳にダメージを与えることがわかってきました。

脳の変化は基本的に目の前のストレスに対応するために生じていると考えられます。しかし、危機を離れ、通常の生活や人間関係に戻ると不都合が生じるのです。

ストレスの種類とダメージを受ける部位との関係

第2章でご紹介したような研究によって、ストレスの種類と部位、また症状と部位との関係がある程度明らかになっています。

例えば体罰を受けると前頭前野《ぜんとうぜんや》の容積が減少することがわかっています。前頭前野は、感情や思考を司り、情動をコントロールする部位です。両親の争いの目撃や性的虐待では、視覚野《しかくや》の容積が減少します。見たくないものを繰り返し見ないように、減少していると考えられます。暴言を浴びたり、聞いたりすると聴覚野《ちょうかくや》の容積が増加します。シナプスの刈り込みが阻害されるためだと考えられます。ストレス全般に弱いのが、記憶を司る海馬です。ストレスを受け続けると海馬は萎縮し、学習能力、記憶力などに影響があります。

脳に最もダメージがあるのは身体的に直接虐待を受けることではなく、実は親同士の喧嘩やDVの目撃+暴言を浴びせられることである、ということがわかっています。言葉のダメージは、私たちが想像する以上に深刻です。

ダメージを受けた部位と症状との関係

次に、症状との関連です。フラッシュバックについては、島、海馬、扁桃体、背外側前《はいがいそくぜん》頭前皮質《とうぜんひしつ》など。注意欠陥障害については、前帯状回《ぜんたいじょうかい》など。感情、衝動のコントロールは、前頭葉など。計画を立てたり、見通しを付けて実行することができない、整理整頓ができないなどの症状には、前頭前野など。社会性やコミュニケーションについては、上側頭回《じょうそくとうかい》、眼窩前頭皮質《がんかぜんとうひしつ》など。自己認識については、内側前頭前皮質《ないそくぜんとうぜんひしつ》、前帯状皮質《ぜんたいじょうひしつ》、頭頂皮質《とうちょうひしつ》、眼窩前頭皮質、島、後帯状皮質《こうたいじょうひしつ》などがそれぞれ機能障害を起こすことが明らかになっています。

脳の変化について、ストレスの種類や症状との関係をご覧いただきました。こうした話を聞くと「変化した脳は元に戻らないのでは？」と不安に感じる方もいらっしゃるかもしれませんが、近年の脳科学では、心理療法や薬物療法などによって脳のダメージが回復することが報告されています。

神経系の変化

トラウマを負うと、脳の変化とあわせて神経系にも変化が生じます。その変化とは簡単にいえば、危機対応のための非常事態モードに切り替わったままになるということです。そして、発達の観点でいえば、平常時モードを学習しきれていないということでもあります。

非常事態モードから平常時モードへの切り替えは自然には起こらず、学習に適した環境も簡単には得られません。そのため、ずっと適応がうまくいかず、生きづらさの原因となります。

ポリヴェーガル理論が示す不適応のメカニズム

神経系の変化については、第2章でも触れたポリヴェーガル理論が有力な仮説を提供してくれています。ポリヴェーガル理論では、大きく3つに分けて自律神経系を捉えます。

まず最も原始的なものが副交感神経の「背側迷走神経複合体《はいそくめいそうしんけいふくごうたい》」で、ストレスに対応する際には「凍りつく」という反応を行います。

次は「交感神経」で、ストレスに対応する際には、「闘うか、逃げるか」といった反応を行います。

そして最後は、副交感神経の「腹側迷走神経複合体《ふくそくめいそうしんけいふくごうたい》」で、ストレスに対応する際には「社会交流」で反応します。

生物は背側迷走神経複合体、次に交感神経、最後に腹側迷走神経複合体という順番で進化したと考えられています。そして人間は高度な神経系から順番にストレスに対応していきます。ストレスを受けるとまずは対話や交渉など「社会交流」で対処します。社会交流がうまくいかなくなるとキレたり、逃げたり（「闘うか、逃げるか」）し、最後は凍りついて固まってしまうという反応を示します。

発達の過程で、他者との関わりの中で神経系などの生理的状態の調整を行うことを「協働調整」といいます。特に社会交流を司る腹側迷走神経複合体は神経系全体を指揮する役割をしています。腹側迷走神経が十分に発達するには、安定した腹側迷走神経複合体を持つ大人に養育されることが必要です。

不適切な養育が行われる環境では、親の側も腹側迷走神経複合体が機能しないままに子どもに接しています。そのため、不適切な関わりのダメージはもちろんですが、子どもの腹側迷走神経も成熟することができないまま育つことになります。

すると、ストレス状況に接した場合に、「社会交流」という望ましい反応で対処することができず、「闘うか、逃げるか」あるいは、「凍りつくか」といった反応しか取ることができなくなるのです。

安心・安全やつながりを感じることができない原因

ポリヴェーガル理論では、周囲の環境が安全かどうかを感知する無意識のしくみを「ニューロセプション」といいます。

トラウマを負うと、ニューロセプションは何気ないことでも常に危機と感じるようになります。そのため、社会交流ではなく、交感神経（闘うか逃げるか）や、背側迷走神経複合体（凍りつくか）のような、もともと動物が危機に対処するためにある神経が働きやすくなってしまうのです。

記憶の面においては何気ないことも海馬や扁桃体が危機として重みをつけて記憶されるため、「この世は安全ではない」という認識を強化してしまいます。

トラウマの特徴として挙げられる過緊張などは過覚醒の一種で、神経の過剰な警戒や活動のことです。緊張するような場面ではなくても緊張しますが、これはセンサーが正しく調整されていないような状態であるといえます。

緊張というのは、他者とのつながりを作り出す大切な機能です。「気が合う」「一体感」といった感覚の源となります。テンションのコントロールがうまくいかなくなると、第３章で見たように人とうまく付き合えなくなったり、目の前の現実に没入できない軽い解離のような状態に陥ってしまうのです。

内分泌系、免疫系の変化

トラウマを負うとストレスに応答し、恒常性を維持する機能に失調が生じることが知られています。内分泌系についても乱れが生じます。過剰に分泌されたり、あるいは平均よりも少なくなったりします。

健康な場合は、朝が最も高く一日を通じて徐々に低下するのですが、トラウマを負っているケースでは、朝が低く夜が高いといったことが見られます。

免疫系についても、過少または過多になることがあります。一般的にストレス研究では、ストレスに対処する中で免疫は抑制されるといわれています。高ストレス下にある場合は風邪を引くなど体調を崩しやすくなることは経験的にも知られています。

一方、トラウマは自己免疫疾患との関連が指摘されています。おそらく、トラウマによって免疫を制御する機能が失調した結果ではないかと考えられています。

認知、感情などの変化

トラウマの影響として、認知の変化、歪みが生じます。代表的なものには「自己や世界を否定的に捉える」「回避」「感情がうまく調整できない」などが挙げられます。

否定的な認知

まず、「自己や世界を否定的に捉える」についてですが、世界が安心・安全ではないと感じ、社会、あるいは自分の人生を悲観的に捉えます。自分は無価値あるいは罪深い存在であると考え、自信が失われ、他者や社会への信頼が失われます。

他者とは恐ろしい存在であると感じます。物事についても、刹那的な捉え方になります。「1＋1が2である」というように物事が当たり前に積み上がっていくような感覚が持てません。いつ崩れるか、失われるかがわからない感覚があります。世の中の仕組みをシンプルに捉えることができず、複雑に難しく考えてしまいます。日常の物事から満足感を得ることができなくなります。

回避

「回避」とは、過去にあったストレスフルな出来事を想起するものを避けることをいいます。物理的に避けるだけではなく、頭の中でも認知や信念を曲げて均衡を保とうとするため、自然に物事を捉えることの妨げとなります。避けるための言い訳を回避と認識できずにいることも多いです。

発達性トラウマの場合は、特定の出来事の記憶も曖昧で、何を回避しているかについては本人も自覚することが難しいことが多くなります。漠然と人が怖い、社会が怖い、やる気が出ない、ということも回避の一つと考えられます。

感情調整の障害

「感情がうまく調整できない」ことについては、いわゆる怒りなど感情的になりやすいといったこともありますが、それよりも、不安になりやすい、恥や罪悪感といった感情が拭えない、あるいは、感情を感じられない、といったケースのほうが多く見られます。本来は悲しんだり怒ったりするときに、妙に冷静で落ち着いているということもあります。嬉しいときに嬉しいと感じられないこともあります。

イライラしやすく、あおり運転やDVを行うようなケースもあります。これは怒りをコントロールできず、人格がスイッチしているような状態です。

こうしたことは、過去のストレスフルな出来事の記憶や、前項までに述べた脳や神経系の変化も強く影響しています。

自己（主体、セルフ）の変化

トラウマを負うと、まさに「自分を奪われた」「主体が失われた」という状況が生じます。第3章でも述べたように、トラウマの中核にあるのは自己の喪失です。

成人してから戦争や災害、レイプといった劇的なストレスにさらされるケースでは前後の変化を比較しやすく、「自分がなくなった」と自覚しやすいのですが、発達性トラウマの場合は、自分がないこと自体に気づいていないケースも少なくありません。

本人は、逆境の中で努力を重ね、たくさん行動してきたため、まさか主体が失われた状態になっているとは思いもしません。しかし、よく考えてみれば、ただ周りの期待に応えるように、あるいは何かへの反発や不安から行動しているだけで、自分がしたいことは何か？とあらためて問われるとわからなくなるのです。

自己の変化の背景には、第３章でも紹介した自己認識、主体性を支える脳や神経系の変化や愛着不安などがあります。さらに前述のハラスメントも影響しています。

関係の変化

トラウマを負うことで生じるもう一つの重大なことは、周囲との関係が変化することです。他者を信頼し、安心して関わることができなくなるのです。社会的な存在である私たち人間において他者との関係と自己の確立とは密接につながっており、常に相関しています。どちらかが欠けると一方も成り立たなくなります。

いずれかが一度壊れると正常な状態に戻すことは容易ではありません。ネットワークにつながらないスマートフォンのように十全に機能しなくなってしまうのです。

さらに、トラウマは多くの場合、対人関係からもたらされます。正常な関係を維持できないことがさらなるハラスメントを招くこともあります。そして、対人関係を恐れるという悪循環を引き起こします。

対人関係がうまく作れないことは、仕事もうまくいかなくなる要因になります。社会的な自己実現の妨げともなります。プライベートでも交友範囲が限られてしまいます。なぜか不全感を抱えた人を好むということもよくあります。わざわざ問題となるような人と交際してトラウマを再生産してしまうのです。

ここまでトラウマについて、より深く見てきました。次章ではそのトラウマについて当事者が克服に取り組むために知っておくべきこと、大切なポイントについて説明します。

第5章
トラウマを克服する

トラウマを克服するためには専門家のサポートも必要ですが、主体はあくまで当事者です。サポートを受ける際も当事者がトラウマ克服のための見取り図を描けること、基礎やポイントを知っておくことは大切です。

特に、トラウマの特徴の一つであるハラスメントの影響はとても手強く、当事者自身もその構造を理解することが必要です。また、当事者が自身で行えるケアもあります。仮に専門家のサポートを受けたとしても、週に1回、月に1回と限られた時間です。そのため、その他の日常で行える方法があることはとても役に立ちます。

本章では、当事者がトラウマ克服に取り組むために知っておくべきこと、当事者が自分で取り組めることを中心にお伝えしたいと思います。その中でコラムとしてトラウマケアや、効果があるとされる薬についてもお伝えできればと思います（紙幅の都合で個別の心理療法の詳細には踏み込むことができません。自分では対処しきれない場合の専門的なケアは各療法の中で行われます。その点はご了解ください）。

まずは克服のための全体像を一緒に確認したいと思います。

トラウマ克服の全体像

第4章で、トラウマを「ストレス障害」として理解し、次に「ハラスメント」として捉える、と書きました。トラウマは、ストレス障害＋ハラスメントという補助線を引いて理解すると具体的なメカニズムを描きやすく、克服にも役に立ちます。

そして、その中核的な影響として生じるのが「自己の喪失」と「対人関係の障害」です（ハーマンも心的外傷経験の中核を無力化と他者からの離断、としています）。

もちろん、これまで見てきたようにほかにも様々な症状があります。トラウマの克服では、それぞれについてケアしていくことになります。

まとめると、**「トラウマ≒ストレス障害＋ハラスメント↓自己の喪失、対人関係の障害、その他」**というような図式が成り立ちます。

トラウマのケアについては、いろいろな専門家がモデルを提起してきました。本書では、わかりやすさを重視し、**「環境を調整する」↓「身体（自律神経など）を回復する」↓「自己（主体、セルフ）を再建する」↓「記憶・経験を処理する」↓「他者（社会）とのつながりを回復する」**という順番で解説をしていきます。※これはあくまで便宜的なモデルで、実際には順番が前後しながら螺旋のように進んでいきます。

①　環境を調整する

トラウマを負うことで生じるのが安心・安全感の欠如です。非常事態モードで常に身近に危機があると感じています。危険な環境に自分があるという感覚があるのです。

環境とは、外的な環境（職場、学校、家庭の人間関係など）、内的な環境（心身のコンディション）とに大きく分けられます。内的な環境の不安定さは、外的な環境の質も投影されています。安心・安全を回復するためには、環境の基盤となる安心・安全感を少しずつでも改善することが必要です。

外的な環境を見直す

そのためにはまず現在の外的な環境を調整することから始めます。でもなぜ、安心・安全感を改善するのに、過去の記憶の処理や内的環境の改善ではなく、外的な環境調整から始めるのでしょうか？

それは、トラウマは、しばしば現在の外的環境において継続、もしくは再生産されているからです。そして、直接的に関与可能な現在の環境を変えることがストレス源を除くことにとどまらず、コントロール可能性、自己効力感を取り戻すことにもつながります。現在の外的な環境を変えることは内的な環境の改善にもフィードバックされていきます。

外的な環境としては、理不尽な関係が続いているケース、特にトラウマの原因となった家族と密な関係を継続していることも少なくありません。あるいは、職場や学校、サークルなどストレスフルな環境にい続けてしまっているケースなどがあります。

もし、現在の人間関係や職場があまりにも自分にストレスがかかる環境であるならば、環境を選び直すこと、そこからは距離を取ることが必要です。

トラウマを負っている人は、「厳しい環境で頑張らなければならない。逃げてはいけない」という呪縛に陥っていることが珍しくありません。理不尽な環境を乗り越えよう、理不尽な人から認められようと頑張ってしまうのです。しかし、場合によっては、関係を持たないようにすることや転居、転職なども必要です。

本来、愛着が安定していれば、あまりにもひどい環境や人からは自然と距離を取るようになります。ですから、環境調整には安定した健全な愛着スタイルをモデリングする効果があります。理不尽な環境を実際に見直すことを通じて安心・安全感の回復を図ることができるのです。

家は必ずしも安全基地ではない

私たちは「家は落ち着く場所」「家は安全地帯」と素朴に感じています。しかし、それは大きな間違いです。家は不安と焦燥を感じる空間であることが少なくありません。

物理的にハラスメント、ストレスの原因となっている人物と同居している場合はもちろんですが、ひとり暮らしであっても同様です。家の中にいると、悶々と過去の嫌な出来事を思い出し、将来の不安を感じる、ストレスのかかる状況について頭の中でシミュレーションを繰り返す、などはよくあります。

近年は、スマートウォッチが普及して、心拍数などを簡単に計測できるようになりました。以前、私のクライアントがスマートウォッチを用いて実際にリラックスしている状態を調べてみました。すると家の中が一番緊張していた、と報告してくださったことがあります。意外にも、リラックスしていたのは、家の外で利害のない人間関係の中にいるときだったというのです。

多くの場合、家とは一時の休息場所ではあっても安全基地ではありません。実は、真に安心・安全な環境とは社会にこそ存在しています。安心・安全を保つためには適度に外出をして人と接することが必要です。

環境調整とは自分を大切にすること

環境調整というと、表面的には外的な条件を変えることですが、その本質は、「自分を大切にすること」です。「自分を大切にする」という視点があれば、環境は自然に選択されていくものです。慢性的に環境がおかしいという場合には、そんな当たり前のことが欠けています。もちろん、当事者の責任ではなく、理不尽な環境によって当たり前のことが奪われてきたためです。

対人関係においても過去のトラウマを再現するかのように、自分を大切にしない、自分をないがしろにする人との関係を続けていることが珍しくありません。自分に厳しく、批判的、感情的であることが自分への愛情であると歪《いびつ》に捉えていることもよくあります。

好意的な相手には好意を示す、嫌いな相手には否定的な意思表示をする、とシンプルにやり取りを行うのが健康的な人間観です。トラウマを負っていると人間関係の捉え方もねじれてしまうのです。

環境調整とは、そんな対人関係を調整することでもあります。人と接する際にも「私を大切にしてくれていますか？」と心の中で相手に問うことです。これは、無意識の免疫のように作用して、自分を大切にしない人を遠ざける効果があります。自分でもおかしな関係に気づくきっかけとなります。

このように環境調整の際は、「自分を大切にする」という視点をもとに取り組むことがポイントです。

○コラム　トラウマをケアする主な心理療法

トラウマをケアする主な心理療法について、ご紹介します。トラウマケアの方法には大きく分けて、トップダウンとボトムアップの2つがあります。

トップダウンとは、思考や認知からアプローチする方法です。理性の働きを取り戻し、情動を整え、記憶を処理していきます。代表的なものとして認知行動療法があります。その中核的な手法は「暴露法（エクスポージャー）」です。

暴露法とは、トラウマの原因となった状況に直面させる方法です。認知行動療法には、認知の修正を行うもの、感情のコントロールや対人関係のスキルを学ぶものもあります。その他トップダウンには、対人関係療法、内的家族システム療法、ＦＡＰ療法などがあります。

一方、ボトムアップとは、身体からアプローチする方法です。身体の活動を整えて、情動を落ち着かせ、記憶を処理していきます。ヨガ、マインドフルネス、ソマティック・エクスペリエンシング、ＴＦＴ、ボディ・コネクト・セラピー、ＥＭＤＲ、ブレインスポッティング、ブレインジム、ハコミセラピー、ニューロフィードバック、ＴＳプロトコール、自我状態療法、ホログラフィートークなどがあります。

トップダウン、ボトムアップという分類は、あくまで概念的なものです。専門家や書籍によって分類が異なったり、両者にまたがるものもあります。分類はあくまで便宜的に捉えてください。

② 身体（自律神経など）を回復する

安心・安全の基盤は身体です。トラウマの克服のためには、安心・安全感の回復につながる身体の改善がとても重要です。身体が不安定なままでは、どのような環境にいても落ち着くことができません。安心・安全感を維持するためにも身体を日ごろから整えることが必要です。

栄養、睡眠を確保する

まず最も大切なことは、栄養と睡眠をしっかり取ることです。これらが不十分なまま、心理療法や薬物療法を受けていてもよくなりません。栄養や睡眠が不十分であれば、その改善に取り組みましょう。

現代では栄養について様々な考えや情報が溢れています。特定の栄養素には害があるとして摂らないことを勧める、あるいは、特定のものを積極的に摂るように促す、などです。それぞれの説にはそれを支えるエビデンスもあり説得力があります。ただ、エビデンスにもレベルがあり、総合してみれば望ましくない場合や個人差もあります。時代が変わると覆される、違う実験では反対の結果が出ることも珍しくありません。

そのため、基本的には、あまり極端な考え方は採らず、三食しっかりとバランスの良い食事を心がけることが大切です。

また、同じ栄養素でも食事から摂るのとサプリメントから摂るのとでは吸収される量が異なるようです。基本的に栄養は食事から摂るようにし、鉄分やビタミンなど不足しがちな栄養素をサプリメントで補うことがよいようです。

サプリメントとしては、例えばエビオス錠などは比較的安価で含まれる栄養素が豊富で整腸作用もあり精神の安定にも効果があるようです。最終的には、いろいろと試しながら、自分にとって最適な栄養環境を見つけていく必要があります。

人間は睡眠によって身体全体の代謝、メンテナンスを行います。トラウマを克服する上でも睡眠の重要性は言うまでもありません。もし、現在十分な睡眠が取れていない場合、栄養の摂取や習慣を見直すことで改善するケースが少なくありません。

例えば、睡眠に関連する栄養の改善ですが、近年は時間栄養学の研究の成果で朝にトリプトファンを含むタンパク質をしっかり摂り日中に日光を浴びることで、夜に睡眠物質であるメラトニンが増大することがわかっています（柴田重信『時間栄養学入門』講談社ブルーバックス）。

寝付きが悪い場合は、朝食で乳製品、大豆製品、たとえばヨーグルトや納豆、バナナなどをしっかりと摂るとよいようです。比較的早く効果を感じることができます。

そのほか、睡眠を改善する方法としては次のようなものがあります。

・昼寝をする場合は20分以内とし、基本的に15時以降はしない（15時以降に昼寝をすると寝付きは顕著に悪くなります）。
・できれば午後以降はカフェインを控える。
・夜は電気を暗くして、少しずつ寝る態勢を作っていく。
・寝る前1時間は、スマホやテレビを見ないで過ごす。

仕事の都合などで睡眠時間の確保が難しい場合もあると思いますが、睡眠を最優先にして、夜更かしを避け、自分に必要な睡眠時間を確保しましょう。

あらためて見てみると、身の回りには睡眠を妨げる要素が想像以上に多いことがわかります。まずは妨げとなる要素を取り除き、眠れる環境を整えることです。

トラウマの場合は過覚醒によって寝付きが悪く、眠りが浅くなっている場合もあります。後にも述べますが、ウォーキングやヨガなどの運動あるいはマインドフルネスを続けて眠れる体調作りを行っていく必要もあります。

それでも睡眠の改善が難しい場合は、医師に相談して睡眠薬、睡眠導入剤などを処方してもらうことも、睡眠によるメリットを享受するために必要です。

有酸素運動（ウォーキング、ヨガ、その他のスポーツ）の効用

近年、運動の効用が注目されています。トラウマを含め精神障害の改善にも高い効果があります。エビデンスの蓄積もかなりなされてきました。私たちも手に取ることができる書籍では、例えば、ハーバード大学のジョン・Ｊ・レイティ博士（John J. Ratey）の『脳を鍛えるには運動しかない！』（ＮＨＫ出版）があります。

この本の中でレイティ博士は運動の効用として、ストレス、うつ病、パニック、不安、ＡＤＨＤ、依存症など様々な症状に対して科学的な効果を示しています。例えば、不安障害による不安症状についても運動することで大幅に和らげることができるとしています。

運動は、脳だけではなく、筋肉や内分泌系など身体全体に影響があります。

運動の効果として明らかになっているのは、まず脳内のニューロンの新生が活発になり認知機能が改善することです。ラットの実験では、ニューロンの新生は3、4倍になることがわかっています。

次にシナプスの可塑性や伝達効率が上がるなど、脳内伝達物質の循環も活性化されます。

また、運動を通じて自分の身体感覚が戻り、自律神経系、免疫系、内分泌系といった身体の機能が回復すると考えられています。


手軽に行える運動にヨガやウォーキングなどがあります。ヨガは、トラウマの症状である過覚醒や情動調整を改善する効果があることがわかっています。マインドフルネスも免疫反応、血圧、うつ症状、慢性疼痛、情動調整、扁桃体の過活動、自己受容感覚、コルチゾール値の改善など、トラウマ関連症状全般に大きな効果があります。

ウォーキングなどの有酸素運動は、様々な調査でその効果が知られています。うつ病の患者156名に運動、薬物療法、運動と薬物療法の併用をそれぞれ比較してみた実験があります。運動とは、週3回のペースで準備運動10分、自転車かウォーキングかジョギングを30分、クールダウンが5分という内容です。

実験は4カ月間続けられ回復率の比較を行いました。実験終了時は、それぞれほぼ同じ割合の回復率だったのですが、10カ月後のフォローでは極端な違いが見られました。薬物療法は回復率が5割強で4割近くが再発していたのに対して、運動したグループは9割近くが回復し再発はごく僅《わず》かだったのです。

この効果の差の要因は何かといえば、抗精神病薬は基本的に脳内伝達物質に作用するのに対して、有酸素運動は脳も含めた身体全体に働きかけて自然な回復を促すためだと考えられます。もちろん、有酸素運動の効用はトラウマを含む精神障害全般に及びます。

忙しくて時間が取りにくいという場合も、通勤に一駅手前で降りて歩くなどできる限り動く機会を作ることをお勧めいたします。ウォーキング以外でも、ジムでのエクササイズ、テニスといった中～高負荷の有酸素運動もよいでしょう。自分が気持ちよく行えるものに取り組むことが続けるコツです。

睡眠や栄養、運動の改善、習慣形成は道徳的な助言や気休めではない

睡眠を整えましょう、栄養を改善しましょう、運動をしましょう、などというと、「そ

んな道徳的な助言はいいよ」「気休め程度でしょう?」と思う方もいらっしゃるかもしれません。

私も若いころ、まさにトラウマに苛《さいな》まれていた当時はそう思っていました。「そんなことはいいから、とっておきのセラピーを受けたい」「すごい方法を教えてほしい」というように。

私はこれまで教科書的な臨床心理、精神医学の知識から、心理療法、カウンセリング、催眠、ボディワークなど様々なことを学んだり、自分でも受けてみたりしてきました。次々に本を読んでは、効果のある方法はないか?と探すような状態です。

その結論として感じるのは、睡眠や栄養、運動そして別項で述べる習慣形成は薬物療法や心理療法以上に大切であり、そうした基盤がなければ心理療法の効果も十分に得られない、ということです。

事実、私もトラウマケアを受けたおかげで改善もしましたが、一番症状が安定したのは、ジョギングやウォーキング、テニスなどの運動を始めた時期でした。運動をしていきなり何かが劇的に変わるわけではないのですが、振り返ってみたら運動している時期が最も安定し、改善していたと気がつくのです。

反対にカウンセリングやセラピーのみによって改善しようとしていた時期は、終電まで働き慢性的な睡眠不足、お酒をたくさん飲み、運動はせず、ということを続けていたのです。

現在、カウンセラーとしてトラウマのケア、サポートを行っていますが、「下手にカウンセリングを受けるくらいなら、睡眠や栄養を整えて、運動をしたほうがよほどいいですよ」とご相談者に伝えています。

トラウマ研究の第一人者であるベッセル・ヴァン・デア・コークもヨガなど運動の効用を著書の中で繰り返し説いています。

それほど、睡眠や栄養、そして、特に運動はトラウマを含めた心の悩みに対して効果があります。トラウマの克服のためには必ず取り組む必要があります。

○コラム　トラウマに対する薬物療法

薬物療法では、トラウマそのものを治療する薬は存在しません。ＳＳＲＩなどを用いて症状を緩和したり、抗不安薬などを頓服として用いたりすることがあります。

フラッシュバックに対しては効果のある薬が存在します。医師の神田橋條治氏が臨床経験から見出した神田橋処方が有名です。四物湯《しもつとう》と桂枝加芍薬湯《けいしかしゃくやくとう》を合わせて二包ずつ1日1回〜2回、ひどい人は3回飲ませるとフラッシュバックは1〜2カ月で随分軽くなるとしています。四物湯は小建中湯《しょうけんちゅうとう》、桂枝加竜骨牡蛎湯《けいしかりゅうこつぼれいとう》に、桂枝加芍薬湯は十全大補湯《じゅうぜんたいほとう》に置き換えが可能です。漢方は病院での処方はもちろん、クラシエ、ツムラなどからも販売されていて薬剤師が常駐するドラッグストアなどでも購入できるようです。

西洋薬ではエビリファイやオーラップも有効だとされます。医師の杉山登志郎氏も、エビリファイ、リスパダール、炭酸リチウム、ロゼレムなどを極少量処方することが気分変動や攻撃的な行動がある場合に効果的であるとしています。

参考：神田橋條治「ＰＴＳＤの治療」『臨床精神医学』36（4）２００７（アークメディア）、杉山登志郎『発達性トラウマ障害と複雑性ＰＴＳＤの治療』（誠信書房）

③　自己（主体、セルフ）を再建する

症状にアプローチしているだけでは回復しきれない

トラウマといえば、例えばフラッシュバックや解離などが症状として目立ちます。なんとかそれらを和らげようと症状をターゲットにケアが行われます。

ただ、症状をターゲットにしているだけではよくなりきらず、ある程度までで限界が来ます。治療者はさらに一生懸命に取り組みますが、手応えとしてもまさに〝収穫逓減《しゅうかくていげん》〟という感じでブレークスルーする兆しがなくなります。

なぜ変化の兆しがなくなるかというと、それは第3章や第4章でもお伝えしたように、トラウマの中核が「自己の喪失」であることと関係します。特に発達性トラウマは、自己の形成途上で生じるため、自己の喪失が必ずといってよいほど伴います。

トラウマの様々な症状とは自己を喪失した結果、内的、外的な秩序を回復できないために生じているといっても過言ではありません。そのため症状の改善は自己（主体、セルフ）の再建へのアプローチがなければ進まないのです。

ヴァン・デア・コークは、「回復のための課題は、体と心――すなわち自己――の所有権を

取り戻すことだ」（『身体はトラウマを記録する』）としています。ジュディス・ハーマンも『心的外傷と回復』の中で、「回復の基本原則は被害者に力と自己統御（主体性）とを奪回することにある」「その後を生きる者自身が自分の回復の主体であり、判定者でなければならない」「善意にあふれ意図するところもよい救援の試みの多くが挫折するのは有力化という基本原則が見られない場合である」としています。

トラウマの症状とは、機械の修理のようにただ直せばよいものというわけではありません。自分が失われた状態のままでは症状は収まりません。特に、発達性トラウマによって生じるしつこい恥や自己否定のフラッシュバック、ぐるぐる回る過去の嫌な出来事についてはその傾向が顕著です。

トラウマの症状は環境から中立な対象物というわけではないのです。後に詳しく述べますが、トラウマ記憶が整理され収められるためにも〝主体〟が必要になります。当事者が主体となって過去の記憶を解釈し、収め直す必要があるのです。

トラウマの回復に際して自己の再建へのアプローチは症状がある程度収まってからではなくて、最初の段階から必要です。自己の再建を念頭に置いて心理療法などの取り組みを行う場合と、そうではない場合とを比べてみると効果の違いが顕著です。

実際に、私のクライアントで最初は症状のケアを行っていて、それからしばらくセッションをお休みされていた方がいました。当時は、私も自己を再建するということは中心に置いていなかったのです。

そのクライアントが数年ぶりにケアの依頼をしてこられた際に、自己の再建を踏まえた形でのトラウマケアを行うと、ケアの効き方が全く異なり驚いたことがあります。人間はやはり自己が土台に来なければならないのだ、ヴァン・デア・コークやハーマンも言う通り、自己が主体として再建（有力化）されなければならないのだ、と実感したことを覚えています。

もし、すでに自分の悩みに取り組まれていて改善が頭打ちになっているとしたら、「自己（主体、セルフ）の再建」が念頭にあるかを点検してみる必要があります。

〝ログアウト〟志向は要注意

トラウマを負った人は、トラウマの原因となった自己中心的で感情的な人たちや家族のようにはなりたくないと感じます。そのため、自分のエゴや感情も脇に置き、俗なものを迂回して、理想的な境地を目指そうとすることがあります。

しかし、他者はエゴや感情で動いているために、社会で他者と接したときにうまく付き合うことができなくなります。本書では人間は社会的な動物であり、スマートフォンのようだ、と喩えてきました。自己を再建（有力化）して社会に適応していくことを〝ログイン〟志向とするなら、自己を抑えて理想の状態を目指すことを〝ログアウト〟志向と表現できるかもしれません。

ただ、現実の迂回を目指す〝ログアウト〟志向では本当の意味で生きづらさは解消されません。ややこしいことに、解決を目指すはずのカウンセリングや心理療法、自己啓発自体が〝ログアウト〟志向になっている場合も珍しくありません。〝ログアウト〟志向でケアを受けても、先ほども見ましたように、原則から外れて行き詰まってしまいます。

取り組みがうまくいかない場合は、〝ログアウト〟志向になっていないかも点検する必要があります。

ニセの責任、ニセの役割に気づく

自己の再建を果たす上でとても大切なのは、ニセの責任、ニセの役割に気づくということです。

トラウマを負った人は、「結局、自分が悪い。他人のせいにせずに、すべて自分でなんとかしなければならない」と考えてしまいがちです。

自分で引き受けて懸命に努力するのですから結果が出てよいはずです。しかし実際にはうまくいかずに空回りをしてしまいます。

なぜかといえば、間違った前提を土台としているためです。例えば、「自分はダメな人間だ」ということを前提に努力をしている。あるいは、問題のある家族の代わりに自分がその役割を果たそうと努力をしている。

これらは、トラウマを負う過程で背負わされたニセの責任、ニセの役割です。特に、発達性トラウマ、複雑性ＰＴＳＤの場合、加害者自身が暗に「理不尽なことはすべてお前の責任だ」としてハラスメントを仕掛けてきます。そうした〝言いがかり〟にとらわれてしまっていることもよくあります。

さらに、自己啓発やある種の心理療法の世界ではしばしば「すべては自分の責任だ」とされます。主体的に行動しようとする際はそうした心意気は前向きな後押しとなります。

しかし、トラウマを解決する途上で「すべては自分の責任だ」との言説を真に受けることは間違った前提の強化につながります。いくら頑張ってみても、むしろ自己の本分からは遠ざかるばかりです。自己の再建が果たされるためには正しい前提が必要です。

自己の再建を行うための第一ステップとして、まずはニセの責任、ニセの役割を背負っていることに気づくこと、間違った努力をさせられていると知ることです。そうして、自分が負わされてしまったニセの責任を〝免責〟する必要があるのです。

〝自己（主体、セルフ）〟から始める

「自己（主体、セルフ）から始める」というと、独りよがりになってしまうのでは？という不安を感じる人もいます。〝独りよがり〟とはまさに、トラウマの原因となった身近な人物の特徴でもあるために、自分が自己中心的になることへの忌避感があるのです。

そのため、自己を滅却して無私な人格者でありたいと希求することが起きます。例えば、〝許し〟とか、〝愛〟といったことが書かれた本を読んで、そうしなければと思ってしまうことなども同様です。しかし、これは先ほども見た〝ログアウト〟志向で、自己の再建から遠ざかってしまいます。

本来、物事は二者択一のような並列関係ではなく、積み重なって共存する階層構造になっています。習い事や料理の手順のように基礎の上に応用が積み上がっていきます。

自己を中心に据えたり、感情を感じたりする段階に、〝許し〟などを行ってしまうと大切な自分の感情に蓋をされてしまいます（ハーマンもそうしたことを「許しの幻想」として「はなはだしい足かせとなる」としています（『心的外傷と回復』）。

まずは、しっかりと自己中心的である必要があります。自分を大切にするということを前提に、自分の都合で考えて、自分の欲とは何か、何がしたくて、何がほしいか、とシンプルに考えることを心がけます。

それが土台となって他者を思いやったり、許したり、妥協したり、様々なことが積み上がっていきます。反対に、物事を二者択一と捉えて、自己を捨て、常に理想的なあり方のみを選ぼうとすると、いつまで経っても自己（自分）がうまく立ち上がらなくなってしまうのです。

一人称で考え、感じる

トラウマを負っている人の傾向として、他者の頭の中をまず忖度してしまうことがあります。自分で考えているようでいて、相手がどう感じるか、どう思うかがスタートになっているのです。

そして、しばしば思考や発言も主語が曖昧になり、他者が主語になっていることがあります。これでは自分という存在が他者に乗っ取られているのと変わりません。

そうした状況を変えて、自己を再建するために自分でできる方法として、思考や発話の際に、常に「私は」という主語を付けて考えるようにします。これは意識して行います。「私は～を見ている」「私は～と思った」「私は～が好きです」など、1日5分でもよいので歩きながらでも意識して行ってみます。

徐々に曖昧になっていた自分の思考、感情が明確になってきます。自他の区別をつけるトレーニングにもなります。

感情こそが自己（主体、セルフ）の源

自己の再建を行うためには、自分が何を感じているのかをしっかりと自覚する必要があります。その際にネックとなるのは感情に対する否定的な認識です。

トラウマを負う過程で他者の理不尽な感情を浴びてきたこともあり、トラウマを負った

人は、感情を否定的に捉えていることが少なくありません。自分にひどいことをしてきた人たちのように感情的になりたくないのです。特に怒りや妬みといったネガティブな感情に対しては顕著で、そうした感情はできる限り抑えなければならないとしてしまいます。

また、自分は他者を傷つけてしまうのでは、という加害強迫を感じている人もいます。感情を出したら嫌われて見捨てられてしまうという恐れを持っている人もいます。自由に感情を出したら制御ができなくなるのではという恐れから、過度の感情コントロールを行っている人もいます。

あるいは、「あなたはすぐに怒る」「お父さんみたい」というように、親から感情を茶化されて抑圧された影響がずっと続いている人もいます。エンジンとブレーキを同時に掛けるようなことが当たり前になっているのです。安心してシンプルに感情を出せなくなっています。

しかし、自己とは、まさにそんなネガティブな感情も含めて成り立っているものです。

特に理不尽への怒り、自分を大事にしてもらえないことに対する憤りこそ自尊心の源です。自尊心とは、決して感情を押し殺して悟った気持ちから形成されるものではありません。

「どうして、自分がこんなにも損をしなければならないのだ！」「なぜ、自分は大事にしてもらえていないのに他人の気持ちばかり考えなければならないのだ！」という怒りこそが自己（主体、セルフ）を作り上げていきます。

感情を感じ、表現する

自分の感情を回復するためには、ネガティブなものも含めて抑えずに感じるようにします。その際も一人称（私は〜）を意識します。二人称（あなたは〜）、三人称（例：人間として〜こうあるべき）で行うと、他者を主語としていますから知らず知らず他者に干渉的になったり、他者の感情に巻き込まれたりしてしまいます。

嫌なものは嫌と伝え、怒っているなら「私は怒っています」と伝えます。相手に伝えるのが不安な場合は、自分の頭の中でそのように意識する、ノートに書くことから始めます。自分の感情を否定せずに都度感じることは感情調整にも役立ちます。

他者の価値観は半ば〝人格（超自我）化〟されている

私たちは他者の考え（声）を内面化して、自分の価値観を形成しているとされます。日々利用するスマートフォンなども、クラウド（インターネット上）からデータをダウンロードすることで動いていますが、まさに人間も同様に、環境の影響によって成り立っているという意味で、〝クラウド的な存在〟といえます。健康な状態では、まさに自己（主体、セルフ）が中心にあって多様な価値観（声）を束ねています。

一方、トラウマを負った状態とは、自己の統制が弱く、内面化した少数の声が我が物顔でいる状態です。理不尽な環境で過ごしてきたために多くの否定的な声が内在化していきます。そして、その声は半ば人格（超自我）化していて、自分の中で自分を責め、攻撃してくることに悩んでいる方は少なくありません。

超自我とは精神分析の用語で自我のお目付け役のような存在です。そうした状態がさらに亢進《こうしん》すると、解離性同一性障害となります。

健康な状態でも、私たちは複数の人格要素を束ねるように生きています。脳科学者のマイケル・ガザニガ（Michael S. Gazzaniga）は『社会的脳――心のネットワークの発見』（青土社）の中でそれを〝モジュール〟と呼んでいます。

ただ、健康な人とトラウマを負った人との違いは、中心となる主人格（自己、自分）がしっかりと力を持ち、全体を統制しているかどうかにあります。自己一致している状態、アイデンティティが確かにある状態であるかどうかです。

否定的な声（人格）が自分の内側で暴れている状態を治めて、内面の平穏と自分を取り戻すためにも、束ねる中心となる自己、自分が再建されることが必要です。

内面の声を他者の考え（声）と捉える

まず、自分でできることとしては、自分を否定する内面の声や存在は、他者の考え（声）であると知ることです。そのように捉えることが変化の起点となります。その上で、後で述べる様々な方法や専門のケアを受けて徐々に自分を取り戻しながら、内的な秩序を回復していきます。

汚言、悪口の影響を取り除く

従来はあまり注目されてきませんでしたが、同居する家族の止まらぬ汚言癖はトラウマの原因となります。例えば、親がテレビを観るとき、ずっと出演者の悪口を発している、ご飯を食べていても親戚や近所の人の悪口を言っている。それに対してやめてとも言えずに当たり前に聞き続けていたりすることがあります。

家族の汚言を当たり前のように耳にしていることは、精神的に大きなダメージとなります。自信がなくなり、他者への信頼感が持てなくなってしまうのです。浴び続けた汚言、悪口は、さながら河川のヘドロのように内部にたまり続けています。

現在も家族が汚言を発している場合は明確に「やめてほしい」と伝える、あるいは物理的に距離を取ることが必要です。

飲み込んでしまった他者の秘密、闇を自覚する

他者の秘密を抱える構造は、トラウマを負ったケースにとてもよく見られます。他者の秘密とは他者の不全感のことですが、まさにトラウマとは他者（加害者）の不全感を負わされることである、と言ってもよいかもしれません。そして、なぜか問題のある身内の価値観を守らされて外の人や社会を警戒するということもよく起きます。自分はひどい目に遭わされてきたのに、身内の弁護やお世話、あるいは共犯役をさせられてしまうのです。

人間が自分の嘘や秘密を持つことは自己の形成に寄与しますが、家族などの他者の秘密（＝ファミリー・シークレット）を抱えさせられることは深いダメージとなります。前項で見た汚言を聞き続けるのも、家族の秘密を抱えるのと同様の構造があります。家族が自

分で処理できない汚物を家族に抱えさせることによって自分の不全感を和らげようとしているのです。

トラウマでは、そんな不全感の連鎖が生じています。ヴァン・デア・コークは「トラウマの場合も、沈黙は死—魂の死—に結びつく。沈黙はトラウマがもたらす救いようのない孤立を深める」「人は秘密を守って情報を伏せておく限り、基本的に自分自身と闘っている状態にある。自分の核心にある感情を隠すためには膨大なエネルギーが必要なので、やり甲斐のある目標を追い求めるためのモチベーションが奪われ、辟易として、機能停止に陥ったままになる」(『身体はトラウマを記録する』)としています。

自分が他者の秘密、他者の闇を抱えさせられている、と知ることも解決のためにとても大切です。その上で、前項のように「やめてほしい」と伝えたり、距離を取ったりする。『王さまの耳はロバの耳』ではありませんが、浴び続けた汚言や抱えた秘密をノートに書き出してみる、などが役立ちます。場合によっては、他者に話して共有してもらう(陽に当てる)ことは自己の再建を促進します。

ローカルルール(偽ルール)の影響に気づく

飲み込まされた他者の闇、不全感から自由になれない場合、その原因の多くは「ローカルルール（偽ルール）」にあります。ローカルルール（偽ルール）とは、中身は他者の不全感でしかないものが、その表面を規範や道徳でコーティングされ、あたかも公的なルールであるかのように振る舞うことをいいます。

パブリックルール（常識）と違い、閉じられた関係（ローカル）の中で作り出される偽物のルールという意味です。例えば、「あなたのためよ」と言ったり、「家族だから」と言ってみたり。社会的な存在である私たちにとっては規範や道徳を拒否することは難しいものです。拒否するこちら側が理不尽で不道徳だと非難されかねません。そのために、無意識や身体レベルでは違和感がありながらもルールとされたものはそれを飲み込んでしまいます。

しかし飲み込んだ後も、その不全感は規範や道徳と紐づきとなっているためうまく吐き出すことができないのです。さらに、罪悪感や自信のなさによって、「自分にはそれを吐き出す権利はない」と思わされてしまうこともあります。

まずは、ローカルルール（偽ルール）という存在を知ることから始めます。自分が違和感を持つものがどんな構造になっているのかを分析してみましょう。すると、今まで当然と思っていたことの裏には他者の不全感があって、ごまかされてきたことに気がつきます。

〝反抗期〟を人工的に作り出す

自分（の価値観）を取り戻すために自分で行える取り組みもあります。

具体的には日常の場面、仕事やプライベートにおいて、あなたの頭の中にある「〇〇するべき」「〇〇するべきではない」「〇〇でなければならない」といった決まりや禁止、「すべての〇〇は〇〇だ」「〇〇に違いない」と一般化したり、決めつけたりしていることを洗い出してみてください。それらのほとんどは、他者の価値観です。

次に、洗い出した他者の価値観をいったんすべて否定してみます。「〇〇すべきっていうけど、こんな場合もあるだろう？」「決めつけられないだろう？」と反論してみてください。

仕事で、たとえば「朝早く起きて仕事をしなければならない」あるいは、「他人が休んでいる間にこそ努力をしなければならない」といったことが他者の価値観で入っていた場合、「しっかりと睡眠や休みを取ってからのほうがいいだろう？」「朝型、夜型は人それぞれ、自分のスタイルとペースで仕事をすることが最善だ」といったように。

日常生活で、「自分のことよりも相手を優先しなければならない」「自分は他人から嫌われやすい人間だ」といったものがあるとすれば、「自分を優先してこそ、他人を優先する余裕も生まれる」「自分が嫌われやすいというが実際何件あったのか？　そしてそれは他人と比べてどうか？」「好きと嫌いは表裏一体である。嫌われない人は好かれもしない」といったように。

十分に反論できたら、あらためて自分に合った最適な考え方、価値観を自分で決めます。そうしていくと徐々に「他者の価値観」を相対化し、「自分の価値観」を持つことができるようになります。

特に家族の価値観や考えは根深いものがあります。「自分は影響されていない」と思っていても、強く影響されています。まさに箸の上げ下ろしから他者の影響下にないものはないと捉えて見直してみることです。正しいと思うものも含めてすべての価値観を一度洗い出して否定してみます。そうして、〝反抗期〟を人工的に作り出すのです。

価値観をすべて否定したら何もなくなってしまわないか？と不安に思うかもしれません。

しかし、自己（主体、セルフ）を取り戻すためには、〝直訳〟していたものを、自分語に〝翻訳〟するというプロセスが必要なのです。

表面的には同じ内容の価値観を受け入れるにしても、そのまま〝直訳〟するのと、一度否定して自分の言葉に〝翻訳〟するのとでは、自分自身に与える精神的な影響は全く異なります。

○コラム　ハラスメントの構造を知る

ストレス障害と並び、「ハラスメント」をトラウマの特徴として捉えると述べてきました。トラウマの克服に際しては、ハラスメントの構造を深く理解することが必要です。そのため関連する書籍をお読みになることをお勧めいたします。

まずは、嚆矢《こうし》となった本であるマリー＝フランス・イルゴイエンヌ『モラル・ハラスメント』(紀伊國屋書店)があります。ハラスメントの概要を知ることができます。そして、より詳しくハラスメントの構造が書かれた名著として安冨歩、本條精一郎『ハラスメントは連鎖する』(光文社新書)があります。また、安冨氏自身が配偶者から受けたハラスメント体験も書かれている『生きる技法』(青灯社)も参考になります。

さらに、ハラスメントの前提となる社会や人間のしくみを理解するための良書として小坂井敏晶『社会心理学講義』（筑摩選書）があります。ハラスメントの構造がわかると自分が抱える生きづらさの解決の糸口も見えてきます。

④　記憶・経験を処理する

記憶と時間の主権を取り戻す

トラウマによる影響の中核は「自己の喪失」ですが、その自己喪失の中で奪われるものの代表格が記憶と時間です。トラウマを負うことで記憶や時間の主権を奪われてしまうのです。常に焦燥や不安があり、落ち着いて物事に取り組めないのも時間にまつわる主権が自分にない状態です。

トラウマを負うと常に、誰かに怒られるのではないか、批判されるのではないか、と急かされるような感覚があります。それらは焦燥感や不安という〝症状〟として認識されることがほとんどですが、その奥にあるものを分析すると、他者の時間軸に支配されていて、自分の時間軸がないことがわかります。

これまでのトラウマ研究、臨床においては、「トラウマ＝記憶の障害」といっても過言ではないほどに記憶の処理が注目されてきました。確かに、トラウマを負った人たちはフラッシュバックに苦しんできました。そのために、ＥＭＤＲ（眼球運動による脱感作と再処理法）に代表されるように、いかにして記憶を処理していくのかが問題とされたのです。ただ、記憶の処理を行う際に大切なのは、記憶を物理的に処理するだけではなくて、いかに時間や記憶に対する主権、当事者の主体性を取り戻すか、ということです。それがないと、劇的な症状は緩和されても、なぜか罪悪感や自信のなさが残り、記憶そのものも処理しきれないことが生じます。

記憶とは単に出来事や情報の集まりではありません。身体的な体験であり、世界観そのものです。特に発達性トラウマ、複雑性ＰＴＳＤといった長期にわたり理不尽なストレスを受け続けたようなケースでは顕著です。単なる情報としての記憶を処理することでは太刀打ちできません。体験、世界観として植え付けられたものを覆すためには、記憶や世界に対する自己の主権を取り戻すことが必要です。

ソマティック・エクスペリエンシングの創始者のピーター・ラヴィーン（Peter A. Levine）も『トラウマと記憶』（春秋社）の中で「治療中にトラウマ記憶を扱う場合、成否を分ける重要なポイントがある。トラウマ記憶に働きかけて、望ましい成果を上げるには、トラウマの記憶に直接取り組む前に、クライアントが十分にグラウンディング（著者注：しっかりと地に足がついて心身が安定している状態になること）し、自己調整が取れていて、力を感じていることを確認することが必要である」としているのも、そうしたことを裏付けているように思います。

マインドフルネスに取り組む

時間の主権を取り戻すために当事者が自分で行えることの一つに、マインドフルネス（瞑想）が挙げられます。マインドフルネスについては、本がいくつも出ていますので、手順などは解説しませんが、寝る前や休日などに行ってみるとよいでしょう。歩きながら、あるいは食べながら行う方法もあります。

「今ここ」や自分の感覚に意識を向けることを習慣化することで、グラウンディングし、自分の時間軸を取り戻していくことができます。

記憶の処理の対象はトラウマ体験だけではなく、派生した出来事や人生全体

第3章で触れましたが、記憶の処理の対象は大きく3つあります。

1つ目は、トラウマの原因となった体験そのものです。もちろん、発達性トラウマなど慢性的なトラウマの場合は、特定できない場合もあります。

2つ目は、トラウマによる症状によって派生した経験。例えば、トラウマによる失調から対人関係で失敗した、仕事がうまくいかない、あるいは人を傷つけてしまった、自暴自棄で取った行動などです。

3つ目は、トラウマとは関係のない出来事も含む人生全体の評価です。自己の喪失、時間の主権を奪われたことで人生全体を恥や失敗と評価していることがあります。

従来トラウマ記憶の処理は1つ目の記憶を主眼にされていましたが、実際の臨床では2つ目、3つ目がとても大きな比重を占めます。そのため、時間の主権の回復がより一層重要になるのです。

〝無限〟から〝有限〟に、循環・更新する時間へ

第3章でも述べましたが、健康な世界において時間は有限です。ある程度活動したら疲れを感じて休息し、休息したらまた活動するという循環があります。何においてもやればやるほどよいわけではなく、適度な範囲で有限な資源をリサイクルしながら循環する形を取ります。

一方、トラウマの世界とは、時間も資源も〝無限〟という感覚です。疲れを知らずにずっと活動し、限界を知らないまま続けてしまいます（依存症はまさに限界を知らずに飲み、食べ、お金や関係を消費します）。

そして、フィードバックが効かないままに活動を再開し、限界まで活動します。終わりがありません。生きづらさも無限に続くように感じています。物事が積み上がって変化していく感覚が持てないのです。

記憶を処理するとは、単に過去の嫌な記憶を消すことではありません。時間のパラダイムそのものを〝無限〟から〝有限〟に、循環しない一方通行のベクトルから循環するベクトルへと変えることを意味します。

習慣形成を行う

症状が重い場合は専門家のサポートを受けることになりますが、自分でも行えることはあります。その一つは**「習慣形成」**です。特に朝起きてから行う活動を決めて、ルーティンを作り、毎日それを行います。

ルーティンそのものは簡単なもので大丈夫です。例えば、カーテンを開ける、花に水をやる。神棚の水を替える、といったものから、英単語を数個覚える、本を数ページ読む、ストレッチをするなど簡単な作業があるとよいでしょう。

仕事でもこれまで、焦って流すように仕事をしていたのでしたら、手順を一度整理して、一つ一つ静かにゆっくり丁寧に取り組むことを意識します。

そうして簡単な活動を落ち着いて行うことで、徐々に自分の中に落ち着いた時間が戻ってきます。一日が習慣を通して循環していく感覚を取り戻していきます。

その際のコツは、習慣で行う行為それぞれに成果を求めないことです。「習慣形成」自体を目的として取り組むことがとても大切です。

「習慣形成」の狙いのもう一つは、長期の時間軸を取り戻すことです。ゆったりとした時間の流れの中で物事が徐々に積み上がっていく感覚を取り戻す。大きな建物の工事のようにその日その日で見れば何も変わっていないようですが、いつの間にかガラッと変わっていきます。

「習慣形成」の先には、時間の主権が自分のもとに戻ってくることを実感できます。「習慣形成」とは、行動を通したある種のマインドフルネスに相当するといえるかもしれません。

他者の価値観で〝作られた〟事実から、自分で解釈した事実へ

時間の主権を取り戻すためにもう一つ必要なのは、自分の価値観で過去の出来事を捉え直すということです。トラウマを負った人は、自分にストレスを与えてきた他者の価値観を呑み込まされています。その価値観（ルール）の上で理不尽なゲームを強いられ、敗れて、を繰り返しているような状態です。再体験（フラッシュバック）とはそのような現象でもあるのです。

ただ、多くの場合、当事者もそのことに気づいていません。自分で努力をしてきて、行動量も多いため、まさか自分が他者の価値観で行動しているなどと思いもしません。しか

し、よくよく点検してみると、例えば親の価値観などをもとに自分の行動を評価、判断している。過去の出来事についても、「恥ずかしい」「惨めだ」「失敗だ」ということが拭えずに苦しんでいますが、ほとんどの場合、他者の価値観に基づいています。

記憶を処理するためには、そうした他者の価値観を明らかにし、あらためて自分の価値観を取り戻す必要があります。

「自分史」をまとめる

自分の価値観を取り戻すためには、これまでの自身の歩みを「自分史」という形でまとめることもお勧めです。

幼いころからの出来事や取り組んだことなどを細かく書き出していきます。〝失敗〟とされていることも、評価を入れずに書き出していきます。

否定的に感じるもの、他者と比べて劣っていると感じる箇所は他者の価値観によって歪められています。どういった価値観や他者イメージ、そして自己イメージから作られているのかを吟味してみましょう。その上で、あらためて自分の価値観で評価し直していきます。

その際、〝作られた事実〟を疑うことがとても大切です。出来事が失敗なのか成功なのか、という評価でさえ、ゴールポスト（評価の基準）を恣意的に動かされてしまえば簡単に変わってしまうものなのです。絶対的な基準などどこにもありません。

自分が「これは動かせない事実だ」と感じるときこそ、他者との間違った比較や、他者の不全感から「You are NOT OK」を押し付けられていないか？とチェックします。考え方を変えるのではなく、物理的な事実、現実を積み上げていくと捉えます。本当に他者は立派で、自分はおかしいのか？と、冤罪をはらすかのようにとことん自分を擁護するのです。

こうしたこと自体（何があっても自分を信じて守ってくれる）、本来は親からしてもらいたかったはずの、とても愛着的なアプローチです。

○コラム　記憶を処理するアプローチ

トラウマケアには、記憶を処理するためのアプローチがいくつか存在します。最も有名なものとしてはＥＭＤＲ（眼球運動による脱感作と再処理法）があります。ＥＭＤＲは眼球を意図的に動かすなどして、トラウマ記憶を処理していきます。専門の治療者によってセッションが行われます。
近年は、自分でも安全に行える方法が開発されています。杉山登志郎氏が開発したTSプロトコールや、心理カウンセラーの大嶋信頼氏らが開発したFAP療法などは書籍も出ており、当事者でも簡単にセルフケアを行うことが可能です。数回のセッションで、トラウマ記憶が思い出しづらくなるなど効果が見られます。

参考：杉山登志郎『テキストブックTSプロトコール―子ども虐待と複雑性PTSDへの簡易処理技法』（日本評論社）、大嶋信頼、米沢宏、泉園子『本当の私よこんにちは　FAP療法で過去を手放し「今」を生きる』（青春出版社）

⑤　他者（社会）とのつながりを回復する

本章の冒頭でも述べましたように、自己の再建と他者とのつながりの回復とは相関しています。いずれが欠けてもうまくいきません。

ハーマンも、「人間関係的生活に与える打撃はもともとは外傷の二次的効果と考えられていたが、そうではない。外傷的事件が一次的効果を与えるのは自己の心理学的構造だけでなく、個人と地域社会とをつなぐ意味での感情的紐帯とのシステムに対してもである」とし、自己とは〈自分以外の人々との関係において形成され維持されている自己〉と呼んでいます（『心的外傷と回復』）。

他者とのつながりの回復について従来は、症状の回復がなされた最後の段階で取り組むように考えられていました。しかし近年は、オープンダイアローグや「べてるの家」での実践の成果などから、条件が整えば最初から取り組むことができるし、むしろそのほうがよいと考えられています。

とはいえ、他者とのつながりの回復はなかなか難しいテーマであることも事実です。わかりあえない他者といかに関係を結ぶかは、人類にとっても大きなテーマの一つです。まだ完全な解はありませんが、ヒントはたくさん存在しています。

トラウマの当事者が自分でもできることをお伝えしていきたいと思います。

間違ったイメージ、幻想で対人関係を捉えない

他者とのつながりの回復というと、交流会にでも出て知人をたくさん作る、あるいは、こじれた家族との関係を修復する、といったことをイメージされる方が少なくありません。しかし、そのようなことは必ずしも必要ありません。

菅野仁『友だち幻想』（ちくまプリマー新書）というタイトルの本がありますが、対人関係ほど幻想に支配されたものはありません。例えば、友だちがたくさんいて社交的な人は立派で、そうではない人は人間として問題がある、といったように。

実際に大学では、一人で昼食を食べている姿を知り合いに見られたくないとして、トイレの個室で食べる学生がいるといいます。これも対人関係にまつわるある種の幻想に影響されたための行動と考えられます。

私たちもそうした行為を笑うことができません。特に子ども時代の対人関係のコンプレックスを引きずっていることもしばしばです。

家族に対しても同様で、問題があるといっても家族だから面倒を見なければならない、問題のある家族ともなんとか和解をしなければ、などと感じてしまいます。これらもある種の〝家族幻想〟に囚われたものといえます。

他者とのつながり、対人関係の回復とは、まずは当たり前と思っている〝幻想〟を疑うことがスタートです。

関係は〝機能〟として捉える

幻想から自由になる手段の一つとして、関係は〝機能〟として捉える、という方法があります。

例えば、父・母や夫・妻はただ血縁関係や婚姻関係、立場がありさえすれば、父・母、夫・妻として認められるわけではありません。社会通念に即してその役割、機能を果たしてこそ父や母であり得ます。ですから機能不全の場合は改善が求められます。もし改善が難しい場合は距離を取る必要が生じます。場合によっては代わりに機能を果たしてくれる人と関係を結ぶ必要も出てきます。

家族についての研究では、血縁の親や家族がこれほど重視されるのは歴史の中でもほんの最近のことだとされます。親や家族の機能は本来、血縁以外の関係で満たされることが珍しくありませんでした。「生みの親より育ての親」とはよく言ったものです。

家族以外での友人や夫婦、恋人関係でも同様です。「友だちだから」「夫婦だから」という表面的な道徳や立場に気持ちを取られ、理不尽な状況を飲み込まされてしまいます。

しかし、機能が果たされているのか？という〝機能主義〟で捉えれば、関係でのしがらみや支配から抜け出しやすくなります。第3章でも書きましたが、トラウマを負うと無限に義理堅く、不必要に責任を感じてしまいます。

関係とは本来有限のギブ・アンド・テイクで成り立っているものです。「こんな嫌な気持ちにさせられる関係が果たして機能として健全なのか？　おかしくないか？」「健康的なギブ・アンド・テイクが成り立っているか？」と問うことです。

機能不全に陥っている場合は、距離を取ったり、関係を見直したりすることが必要です。そうしたことが自他の区別を明確にし、自尊心を高めて、よい関係を作る〝関係の回復〟につながっていきます。

人との関係には仕事や雑事などの媒介が必要

機能主義とあわせて知っておくべきなのは、人との関係には媒介となる仕事や雑事が必要であるということです。

人間の付き合いとは、本来様々な仕事や雑事を通して行われるものとされます。特に消費社会以前の暮らしは、職住一体で、さらに電化製品も発達していません。そのため、今では機械がしてくれることも人間が行わなければならず、身の回りには仕事や雑事がたくさんありました。そうした仕事や雑事を通じて、人はコミュニケーションを取っていました。

たとえ無口な人でも、不器用な人でも、仕事を通じることで普通にコミュニケーションを取ることができていたのです。それは、言葉だけではないノンバーバルも含めた付き合いです。

確かに、私たちは、便利になったおかげでほとんど話もせずに一日を生きていける一方で、わざわざ役割を作り出すのでもなければ、人と関わるきっかけもないことに気がつきます。SNSやアプリがすべてを補完してくれるわけでもありません。

現代社会は、実は構造的にコミュニケーションの機会に乏しい社会であるといえます。現代における対人関係は誰にとっても難しいものです。しかし同時に、テレビに出ているプロのお笑い芸人のような巧みな関わりが当たり前との印象も持ってしまいがちです。それも幻想の一つです。媒介となる仕事や雑事がなければ、うまく付き合えなくて当たり前だ、と知ることも関係の回復のために大切です。

自分を〝開く〟のではなく、しっかりと〝閉じる〟ことを意識する

社会学者で関西学院大学准教授の貴戸理恵氏が指摘していますが、実はイメージとは反対に、生きづらさを抱える人の多くは社会性がないためではなく〝社会性過多〟であるがゆえに社会とつながることができなくなっています。他者の意識や規範を過剰に忖度し抱えすぎるために身動きが取れなくなっているのです（「社会的でありすぎることで、社会から撤退する」というパラドックス、と表現しています。貴戸理恵『「コミュニケーション能力がない」と悩むまえに』（岩波書店））。

トラウマを負った状態もまさにそうです。人に対して〝開きすぎて〟いる。そうして、自他の区別が曖昧になり、自分を見失い、他者の言動に振り回されたり、相手に支配されたりしているのです。本当の他者、社会とつながっているのではなく、ハラスメントの加害者が作り出したニセの世界、ニセのローカルＷｉＦｉに接続されているようなイメージです。その結果、人が怖くなり、対人関係を回避し、ひきこもらざるを得なくなっています。

トラウマを負った人は自分をうまく〝閉じる〟ことができないままに、〝開こう〟とし

て敗北を繰り返しています。さながら、自分の家のドアや窓が壊れているような状態です。家に鍵をかけることができなければ、安心して外出することもできません。

実際、社交的な人ほど心が閉じています。ある統合失調症の患者が、「この病院の中で一番心が閉じている人は誰？」と医師から問われたときに、とても社交的な看護師さんの名前を挙げた、というエピソードを耳にしたことがあります。私も社交的な人は心の奥が閉じていて中が見えなくなっていると感じることがあります。健全な人格形成、愛着形成とは、しっかりと自分を閉じることだといえます。それが自分を大切にすることであり、自分の内側に安全基地を持つことです。その結果、対人関係の構築につながっていきます。自己を再建し、対人関係の回復を行うためには、まずは心をしっかりと〝閉じる〟ことを意識することが必要です。

完全に満たされることも理解されることもない

対人関係の回復を妨げるものとして、自分を完全に理解されることを相手に求めてしまうことがあります。完全に満たされようとして他者に求めては落胆し、また求めては気が利かない相手をこき下ろしてしまうのです。これは、母や父から得られなかったものを回復しようという懸命の取り組みともいえます。

愛着の研究者であるエドワード・トロニック（Edward Tronick）によると、うまくいっている母子であっても互いの同調率は3割前後であるといいます。つまり7割はズレがある、ということです。トラウマを負っている人とそうではない人の違いは、7割に目が行くか、3割に目が行くのか、といえるかもしれません。結局、どんなに仲がよいとしても一人の人からは多くを得ることはできません。完全な理解もありません。それは誰にとってもそうなのだ、と知ることも関係の回復に役立ちます。

〝多声的な存在〟としての人間

先ほども名前を挙げた「オープンダイアローグ」とは、近年注目されている、グループで行う心理療法の取り組みです。フィンランドのケロプダス病院での取り組みから始まり、解決が困難とされる統合失調症についても短期間で回復が見られるなど従来の常識では考えられないような効果を上げています。他の領域への活用も期待されており、その効果について様々な考察がなされています。オープンダイアローグそのものを用いる必要は必ずしもありませんが、その要素はトラウマの克服にも活用できます。

オープンダイアローグが効果を生む要素の一つとして挙げられているのが、人間とは「多声的な存在」であるとの視点です。この視点は、バフチン（Mikhail Mikhailovich Bakhtin）などの哲学者たちによって以前より提起されてきました。

私たちは他者を通じて言葉を学んでいきます。健康な状態とは、内面化した言葉に多様性がある状態です。「多声性（ポリフォニー）」といいます。

一方、声の多様性が少なく、特定の声（多くは親などの声ですが）に支配されてしまう状況とは、いわゆる精神障害、精神疾患とされる状態です。こうしたことを「単声性（モノフォニー）」といいます。

本来、「多声性（ポリフォニー）」によって成り立つはずの自己が機能せず、多様性を回復できず、「単声的（モノフォニー）」な状態が続いてしまうのです。

こうした人間のあり方からすると、少数の濃い関係ではなく緩やかな多くの関係が重要であることがわかります。緩やかな関係をたくさん持つ中で、声の多様性を回復させるのです。特に、家族や親の言葉は「多声性」の中で相対化していく必要があります。

緩やかな関わりにたくさん触れる

前項までのことを踏まえれば、今の社会で対人関係の回復を図ろうとする際には、工夫（戦略）が必要になります。

「対人関係を回復しよう」と、いきなり何かの集まりに参加して親密な友人を作るというのも構造的に無理があることがわかります。十分な役割も仕事もないままに人とは付き合うことはできません。さらに、一人の人からは多くのものを得ることもできません。

そのため、まず取り組むべきことは、薄く緩やかな関わりをたくさん作ることです。例えばスーパーで買い物をするときに店員さんと、「袋はどうされますか？」「5円の袋を一つお願いします」というようなやり取りでも結構です。公園で散歩していて、犬を連れたおじさんに「この犬はよく吠えるんだよ。ごめんなさいね」と声をかけられることもあるでしょう。そのようにして、緩やかな関わりを作っていきます。「袖《そで》振り合うも多生の縁」といいますが、そんな縁の力を借りることから始めていきます。

私も悩みのどん底にあるときに緩やかな関わりに救われた経験があります。辛いときや追い込まれたときにそれを和らげてくれたのは、意図もなく触れた他者との何気ないやり取りでした。袖が触れる程度の緩やかな関係にこそ、私たちが関係を回復する手がかりがたくさん含まれています。

例えば、作家である伊集院静氏の自伝的な小説である『いねむり先生』（集英社文庫）や『なぎさホテル』（小学館文庫）などは、そんな人の出会いの中で苦悩や傷を抱えた主人公が癒やされていく姿が描かれています。これらの作品を読んでまずは疑似体験をしてみることもよいかもしれません。

多くの人の中をブラブラと歩いてみる

身体の回復のためには運動が有効であると言いましたが、対人関係の回復ともあわせて取り組むことができます。それは、多くの人の中をブラブラと歩いてみる、という方法です。

例えば、地元の商店街を散歩する、ショッピングモールがあれば、その中をウインドウショッピングも兼ねて歩く、といったことがとても有効です。近所は人の目が気になるという人の場合は、車や電車で少し離れたショッピングモールに行き、その中をブラブラと歩くこともよいでしょう。

人間の脳内にはミラーニューロンと呼ばれる、自動的に他者の動きを写し取る部位が存在します。ミラーニューロンに関する研究によると、同じ場所にいるだけでも人間同士のコミュニケーションは生じているとされます。先にご紹介したハーバード大学のレイティ博士によると、人間は人がそばにいるだけでセロトニン値は上昇するそうです。そのため、レイティ博士は誰かと一緒に運動することを推奨しています。

ラットを使った実験でも、仲間と運動したラットはニューロンの新生も活発であることがわかっています。人間についても人との関わりは意識レベルでは緊張や不安のもととなりますが、身体や無意識レベルでは安心と回復の源でもあります。

自分とは直接の利害がない多くの人と軽く接することも対人関係の回復や自己の再建にじわじわと効果を発揮してくれます。

他者に対して〝安全基地〟となる

愛着障害の改善でいわれることですが、他者に対して〝安全基地〟となることが自分の愛着不安の克服、対人関係の回復にも役立ちます。安全基地とは、安心・安全を支える関係性のことです。

比較的安定的な関係のある他者に対して、例えば、ご自身が現在、父や母、あるいは夫や妻として家族を持っている場合、そうした自分の家族に対して〝安全基地〟であることを心がけます。

その際はやりすぎず、完璧を目指さないこと、成果を期待しないことがコツです。また、トラウマの影響で不全感やイライラが湧いてしまう、不安定な自分が嫌になる、といった場合は、適度な距離を保ちながら関わります。何かをすることは少し脇に置いて、最低限の用事はこなしながら、ただいることを心がけます。

映画などでも、心に傷を持つ大人が若者に自分の経験を教え、関わる過程で本来の自分を取り戻すというテーマの作品があります。そうした作品で描かれているのも、まさに他者に対して役割を果たすことで自分が回復する姿です。

子どもや後輩に何かを教えたり、お世話する機会があれば、そうした関わりの中からも関係の回復は果たされていきます。休日に、ボランティアなどの奉仕活動に参加してみることもよいかもしれません。

社会において位置と役割を得る

前項までの取り組みで土台を作った上で、今度はいよいよ自分の役割、居場所を得ていくことに取り組みます。いかにして自分の居場所を得るかは、決して容易ではありませんが、トラウマからの回復においては欠かすことができません。そして、その多くは仕事を通じてなされます。

トラウマを負った当事者にとって職場とは回復の機会である一方で、ハラスメントのリスクもある矛盾と葛藤の場でもあります。では、トラウマから回復するまで家にいればよいかといえばそうではありません。すでに述べたように家も決して安心・安全な場ではありません。もし仕事がない状態であればなおさらです。

社会的動物としての人間にとって社会の中で位置と役割が得られないことから来るダメージは私たちの想像以上上です。諸々のリスクは承知の上でなんらかの役割を得ること、社会に身を置くことはとても大切です。

もし、現在働くことができていないのでしたら、まずは体調を整え、習慣形成を心がけながら元気に暮らせることを目指すことです。その上で、就労支援、リワークを利用するなどし、働く機会を得ていきます。

現在働いていてハラスメントのリスクのある職場にお勤めでしたら、別の職場を探すなどを検討することです。仕事とは本来、自分を守る、自分が自分であるための砦でもあります。

病は市に出せ

徳島県に海部町《かいふちょう》（現・海陽町）という地域があります。海部町は日本で最も自殺が少ない地区として知られています。和歌山県立医科大学の岡檀氏が現地調査と分析によって海部町が持つ〝自殺予防因子〟を抽出した研究があります（岡檀『生き心地の良い町　この自殺率の低さには理由《わけ》がある』講談社など）。

その研究によると、自殺の少なさの要因として5つのことが挙げられています。その5つとは、「異質な要素を受け入れ、多様性を重視する」「人物の評価は多角的に長期に行う」「有能感・自己信頼感を醸成する」「問題は早期に開示させ、早期に介入する」「緊密すぎない、ゆるやかなつながりを維持する」です。それぞれ、確かにうなずける内容で、本書でここまで述べてきた「多声的な存在としての人間」「緩やかな多くの関わりが大切」とも関係する要素です。海部町のあり方には、対人関係回復のヒントがつまっています。

自殺が日本一少ない海部町には古くから伝わる諺《ことわざ》があるそうです。それは、「病は市に出せ」というものです。四番目の要素（「問題は早期に開示させ、早期に介入する」）そのものでもあります。海部町では病気に罹《かか》ったり、困ったことがあったら、すぐに開示して周囲に伝えるそうです。すると、「いい薬があるよ」「あそこの病院はいいらしい」といった情報が入るなどして、問題は解決されていきます。

さらに、重要な効果は〝外在化〟にあると考えられます。外在化とは臨床心理において、悩みが解決する際に問題が自分から離れ、客体化、相対化されていく現象です。

個人化された悩みを社会に還元する

精神的な悩みの多くは他者との人間関係や環境によってもたらされます。特に、生きづらさとは、社会からもたらされるものです。しかし、それが個人にとどまると深刻な問題となって表れます。

例えば、本書の主題であるトラウマが日本で公に認められるようになったのは、阪神淡路大震災が契機とされます。

当時は、日本はバブル崩壊後の時期でした。経済成長もかつてのようにはなく、冷戦終結後で大きな思想もない、コミュニティの衰えも指摘されはじめた時代。トラウマが認められるようになったのは、社会がトラウマを包摂、処理する力を失ったためかもしれません。

そして、そのことを示すかのように生きづらさという言葉が１９９８年頃から新語として使われはじめます。それまでは貧困や不平等や搾取など社会の問題であったものが徐々に個人の問題とされるようになり、〝診断名化〟していきます。

悩みの解決に取り組む際は、他者の不全感の影響、そして社会の問題が個人化されているという視点が必須です。人間は機能不全に陥ると、他者や社会の問題まで吸収して飲み込んでしまい、身動きが取れなくなってしまうのです。

「病は市に出せ」というのは、個人化されたものを元のところに返す取り組み、他者のものは他者に返す、社会から来たものは社会に返す作業であるといえます。そうして、〝ニセの責任〟を免責し、負担を減らし、自他の区別を明確にしていきます。

ヴァン・デア・コークも「人は傷つけられたことがあったなら、自分に起こった出来事を認めて、それに名前をつけなければならない」「人は自分が抱く恐怖を客観的に捉え、それを他者と共有することによって、自分は人類の一員であるという感覚を取り戻せる」（『身体はトラウマを記録する』）としています。

悩みを対象化し、共有する

例えば簡単な方法として、信頼できる知り合いに愚痴を言ってみるのもよいことです。トラウマを負っていると、「愚痴を言うことは悪いことだ」と考えて愚痴を言わない、言えない人が少なくありません。愚痴は悩みを分担し、人とのつながりを作るきっかけの一つでもあります。愚痴は気軽に言ったほうがよいのです。

さらに具体的に行えることとして、「当事者研究」という方法もあります。当事者研究とは、悩み、困りごとについて、当事者自身が〝研究〟という視点を持って、その構造やパターンを分析する手法のことです。

まずは、自分の生きづらさを書き出していきます。また、関係性を図にしてみます。そして、その生きづらさが誰から来たもので、どのように影響を受けたのか、症状であればどういうきっかけで起きる／起こしてしまうのか、を分析してみます。

その際は、取り巻く社会の影響についても確認します。家族はどう変わってきたのか、雇用はどうなのか、経済はどうなってきたのかなど、社会学者やジャーナリストが書いた本などを読んでみるのもよいでしょう。

その上で、安全な場があれば他者と悩みを共有してみます。今はオンラインでの自助会など共有の場もあります。そんな利害のない関係の中で自分の悩みを話してみることも有効です。

当事者研究については書籍が出版されていますので、読みやすいものを参考にしてみましょう。そうして、悩みを社会の中に布置し対象化して捉えること、悩みを外に晒すことが健康的であるとの感覚を持つと、他者（社会）とのつながりを感じ、固く結ばれていたトラウマの呪縛も徐々に解けていきます。

おわりに

トラウマほど、誰もがその言葉を知っていながら詳細は知られておらず、本当は身近なのに遠く感じられているものも珍しいかもしれません。

実際、私が担当させていただくクライアントの皆さまも、事前にトラウマ関連の本を読むなどされてお越しになられる方は稀で、個別の症状あるいは周辺の概念、最近でしたら愛着障害などから興味を持たれて、というケースが多いのです。

〝遠くて近い、近くて遠い〟トラウマを身近なものにする、橋をかける役割になればと思い、本書を執筆させていただきました。

トラウマの原因として、従来は劇的な出来事に焦点が当たり、より身近な日常的にあるトラウマに苦しむ人たちには適切な知識やケアが届いていませんでした。

身近なトラウマも、それぞれに抱える生きづらさは深刻です。そうした問題意識から、本書ではよくある身近なお困りごと、生きづらさを中心に取り上げています。トラウマについてもできる限り平易にご理解いただけるように工夫させていただいたつもりです。身近なトラウマがわかると、劇的な出来事も含むトラウマ全体についても見通しが付きやすくなります。

本書は、「発達性トラウマ」というタイトルで書かせていただきましたが、もちろん成人してから受けるストレスも含めたトラウマ全体のものとしてもお読みいただけます。

トラウマが一時の流行りの概念や診断名としてではなく、当たり前の知識になればと願います。特に、第4章で書かせていただきましたように、トラウマとはストレス障害と捉えられます。決して特別な事象ではありません。誰しも人生の中でストレスが重なってバランスを崩すことは生じます。

また、もう一つの特徴であるハラスメントについてもその仕組みが広く知られる必要があります。そこには人間が持つ他人を巻き込んで実存を維持しようとする営みやコミュニケーションの構造が隠れています。自己の不全感をかりそめに満たすために他者を支配しようとする働きを人は誰しも持っています。ハラスメントの仕組みがわかると、互いの違いや多様性を尊重して関わり合うための大切な視点を得ることができます。

このようにトラウマおよびその周辺の研究、臨床で明らかになったことはすべての人々にとって役に立ちますし、今後の心理臨床や医療、教育などのあり方も変えていくのではないかと思います。

さらに、生きづらさの多くが本来は社会からもたらされるものです。そんな生きづらさが過度に個人化されがちな現代にあって、それを被る側の内的なメカニズムが明らかになることで、生きづらさを切り分けてもう一度社会に押し返す力にもなり得ます。


日々カウンセリングをしていると、トラウマに限らず、人間や世の中のしくみや、よりよく生きるための要件について気がつくことが多いのですが、本書に盛り込めなかったものや新たな発見については、また機会がありましたら書籍などを通じて皆さまにお伝えできればと思っています。

特に、本書で取り上げました機能不全家族の問題や人間の自己（主体）形成のしくみ、さらに自己形成に不可欠な他者といかにすれば無理なく関係を結ぶことができるのか？については臨床心理学の今後の大きなテーマではないかと感じます。

本書は臨床で出会うクライアントの皆さまの集合知といえるものです。執筆中も、クライアントと話をしていて「この視点も読者のお役に立てる」と気づくことが何度もありました。また、第1章のチェックリストについては、実際にクライアントの皆様にお願いしてチェックと検証を行っていただきました。ご協力いただきました皆さまには、この場を借りて感謝申し上げます。

今回、出版の機会をいただきました株式会社ディスカヴァー・トゥエンティワンの藤田浩芳氏には企画から執筆に至るまで的確なアドバイスをいただき、大変お世話になりました。藤田氏との出会いはまさに僥倖と感じています。本当にありがとうございました。

本書が十分に目的を果たしているとしましたら、ご支援、ご協力いただきました皆さまのおかげです。日々支えてくれる家族にも感謝を伝えたいと思います。ありがとうございます。

2023年2月

みき　いちたろう

これが起こるのは、特定の状況の場合も、より一般的な状況もある。安全を確保するために新しい行動をとることもある（たとえば、ドアに背中を向けて座らない、繰り返し乗り物のバックミラーをチェックする）。心的外傷後ストレス障害と異なり、複雑性心的外傷後ストレス障害では驚愕反応の亢進でなく減弱がみられる場合がある。

○感情のコントロールに関する重度で広汎な問題。ささいなストレス因への情動的反応性の亢進、暴力的な（情動と行動面の）爆発、無謀なまたは自己破壊的な行動、ストレス下での解離性症状、情動の麻痺、特に楽しみやポジティブな情動を体験できないこと。

○自分は取るに足らない、打ち負かされた、または価値がないという持続的な思い込み。これには、ストレス因に関する、深く広汎な恥辱感、罪責感、または挫折感が伴う。たとえば、不利な状況から逃げられなかった。または屈してしまったこと、または他の人の苦しみを防げなかったことに関して、罪責感を感じることがある。

○人間関係を維持し、他の人を親密に感じることへの持続的な困難。人との関わりや対人交流の場を常に避ける、軽蔑する、またはほとんど関心を示さない。あるいは、時として非常に親密な対人関係をもつこともあるが、それを維持するのは困難である。

○障害は、個人生活、家族生活、社会生活、学業、職業あるいは他の重要な機能領域において有意な機能障害をもたらす。機能が維持されているとしても、そのためには普段と比較して有意に大きな努力を要している。

（出典：杉山登志郎著『発達性トラウマ障害と複雑性ＰＴＳＤの治療』（誠信書房）P.34-35より）

複雑性ＰＴＳＤ　診断基準（国際疾病分類第11版ＩＣＤ—11）

診断に必須の特徴

○極度の脅威や恐怖を伴い、逃れることが難しいか不可能と感じられる、強烈かつ長期間にわたる、または反復的な出来事（単発か複数回かを問わず）に曝露された既往がある。このような出来事には、拷問、強制収容所、奴隷制、大虐殺、その他の組織的な暴力、長期間にわたる家庭内暴力、反復的な小児期の性的または身体的虐待が含まれるが、これらに限定されるわけではない。

○次の３つの心的外傷後ストレス障害の中核要素を体験している。これらは、心的外傷となった出来事の最中またはその後（通常１カ月以内、ほとんどの場合数カ月以内）に出現し、少なくとも数週間続く。

1．心的外傷となった体験後の再体験。再体験では、出来事がただ思い出されるだけではなく、今ここで再び起こっているものとして体験される。典型的には、生々しい侵入的なイメージや記憶のかたちで起こる；フラッシュバックは軽度（出来事が現在また起きているという一時的な感覚）から重度（現在の周囲の状況に関する完全な認識の喪失）まで多様であり、心的外傷となった出来事に関連するテーマの夢や悪夢を繰り返し見るというかたちで起こる。再体験には、典型的には、恐怖や戦慄などの強く圧倒的な情動、強い身体的な感覚が伴う。

2．心的外傷となった出来事の再体験を引き起こしそうなものの入念な回避。関連する思考や記憶を内的に回避しようとしたり、出来事を思い出させる人々、会話、活動または状況を外的に回避しようとしたりすることもある。極端な場合は、思い出させるものを避けるために、環境を変えることもある（たとえば、転居、転職）。

3．現在でも大きな脅威が存在しているかのような持続的な知覚。これは、例えば過剰な警戒や、予期せぬ雑音などの刺激への驚愕反応の亢進などで示される。過剰な警戒をする人は、いつも危険に身構え、特定もしくは一般的な状況において、自分または親しい人に危険がすぐに迫ってきているかのように感じる。

らさを考える』岩波ブックレット 2011

神田橋 條治『神田橋條治 精神科講義』創元社 2012

神田橋 條治「PTSDの治療」『臨床精神医学』36（4）アークメディア 2007

夏目 誠『勤労者のストレス評価法（第2報）』産業衛生学雑誌 42巻4号 p.107-118 2000

夏目 誠、村田 弘『ライフイベント法とストレス度測定』公衆衛生研究、1993；42（3）p.402-412

柴田 重信『食べる時間でこんなに変わる 時間栄養学入門 体内時計が左右する肥満、老化、生活習慣病』講談社ブルーバックス 2021

菅野 仁『友だち幻想』ちくまプリマー新書 2008

岡 壇『生き心地の良い町 この自殺率の低さには理由（わけ）がある』講談社 2013

書店 2020
松島 悠佐『自衛隊のPTSD対策:東日本大震災から学ぶストレスの克服』内外出版 2012
村尾 泰弘 他『ストレスとトラウマからの回復―精神保健の新しい展開』北樹出版 2004
諸澤 英道『トラウマから回復するために』講談社 1999
エミール・デュルケーム『自殺論』中公文庫 2018
岸見 一郎、古賀 史健『嫌われる勇気 自己啓発の源流「アドラー」の教え』ダイヤモンド社 2013
伊集院 静『なぎさホテル』小学館文庫 2016
伊集院 静『いねむり先生』集英社文庫 2013
J・ボウルビィ『母子関係の理論1 ～ 3』岩崎学術出版社 1991
黒田 洋一郎 他『発達障害の原因と発症メカニズム:脳神経科学からみた予防、治療・療育の可能性』河出書房新社 2014
岡田 尊司『自閉スペクトラム症「発達障害」最新の理解と治療革命』幻冬舎新書 2020
岡田 尊司『発達障害と呼ばないで』幻冬舎新書 2012
岡田 尊司『愛着障害 子ども時代を引きずる人々』光文社新書 2011
岡田 尊司『愛着障害の克服「愛着アプローチ」で、人は変われる』光文社新書 2016
庄司順一、奥山眞紀子、久保田まり『アタッチメント』明石書房 2008
久保田 まり『アタッチメントの研究』川島書店 1995
安冨 歩、本條 晴一郎『ハラスメントは連鎖する「しつけ」「教育」という呪縛』光文社新書 2007
小坂井 敏晶『社会心理学講義:〈閉ざされた社会〉と〈開かれた社会〉』筑摩選書 2013
マリー=フランス・イルゴイエンヌ『モラル・ハラスメント―人を傷つけずにはいられない』紀伊國屋書店 1999
アルノ・グリューン『「正常さ」という病い』青土社 2001
アリス・ミラー『魂の殺人』新曜社 1983
スーザン・フォワード『毒になる親』講談社+α文庫 2001
貴戸 理恵『「コミュニケーション能力がない」と悩むまえに――生きづ

福間 詳『ストレスのはなし―メカニズムと対処法』中公新書 2017
小杉 正太郎『ストレス心理学―個人差のプロセスとコーピング』川島書店 2002
大嶋 信頼、米沢 宏、泉 園子 『本当の私よ こんにちは FAP療法で過去を手放し「今」を生きる』青春出版社 2020
井庭 崇『対話のことば オープンダイアローグに学ぶ問題解消のための対話の心得』丸善出版 2018
石原 孝二 他（編集）『オープンダイアローグ 実践システムと精神医療』東京大学出版会 2022
斎藤 環『オープンダイアローグとは何か』医学書院 2015
斎藤 環『心理学化する社会』河出文庫 2009
石原 孝二 他（編集）『オープンダイアローグ 思想と哲学』東京大学出版会 2022
森川 すいめい『オープンダイアローグ 私たちはこうしている』医学書院 2021
ヤーコ・セイックラ 他『オープンダイアローグ』日本評論社 2016
石原 孝二（編集）『当事者研究の研究（シリーズ ケアをひらく）』医学書院 2013
浦河べてるの家『べてるの家の「当事者研究」（シリーズ ケアをひらく）』医学書院 2005
デヴィッド・ボーム『ダイアローグ――対立から共生へ、議論から対話へ』英治出版 2007
桑野 隆『生きることとしてのダイアローグ：バフチン対話思想のエッセンス』岩波書店 2021
向谷地 生良『技法以前―べてるの家のつくりかた（シリーズ ケアをひらく）』医学書院 2009
舛谷 真生『からだを動かすと「うつ」は治る』総合法令出版 2010
村上 宣寛『心理学で何がわかるか』ちくま新書 2009
ジョン J. レイティ『脳を鍛えるには運動しかない！最新科学でわかった脳細胞の増やし方』NHK出版 2009
細川 貂々『生きづらいでしたか？：私の苦労と付き合う当事者研究入門』平凡社 2019
熊谷 晋一郎『当事者研究――等身大の〈わたし〉の発見と回復』岩波

こころのケアセンター（編集）『災害とトラウマ』みすず書房 1999

アメリカ国立子どもトラウマティックストレス・ネットワーク『災害時のこころのケア：サイコロジカル・ファーストエイド　実施の手引き 原書第2版』医学書院 2011

前田 正治 他（編集）『PTSDの伝え方：トラウマ臨床と心理教育』誠信書房 2012

大江 美佐里『トラウマの伝え方：事例でみる心理教育実践』誠信書房 2021

スティーヴン・ジョセフ『トラウマ後 成長と回復―心の傷を超えるための6つのステップ』筑摩選書 2013

井上孝代 他『トラウマケアとPTSD予防のためのグループ表現セラピーと語りのちから』風間書房 2016

J. G. アレン『トラウマへの対処―トラウマを受けた人の自己理解のための手引き』誠信書房 2005

丸山 総一郎（編集）『ストレス学ハンドブック』創元社 2015

R. M・サポルスキー『なぜシマウマは胃潰瘍にならないか―ストレスと上手につきあう方法』シュプリンガー・フェアラーク東京 1998

ハンス・セリエ『生命とストレス―超分子生物学のための事例』工作舎 1997

B・ウォルター・キャノン『からだの知恵 この不思議なはたらき』講談社学術文庫 1981

リチャード・S・ラザルス 他『ストレスの心理学―認知的評価と対処の研究』実務教育出版 1991

リチャード S. ラザルス『ストレスと情動の心理学―ナラティブ研究の視点から』実務教育出版 2004

C. L. クーパー『ストレスの心理学―その歴史と展望』北大路書房 2006

ブルース・マキューアン 他『ストレスに負けない脳―心と体を癒すしくみを探る』早川書房 2004

田中 正敏『ストレスの脳科学 予防のヒントが見えてくる』講談社 2017

島 悟『ストレスとこころの健康』ナカニシヤ出版 1997

杉 晴夫『ストレスとはなんだろう―医学を革新した「ストレス学説」はいかにして誕生したか』講談社ブルーバックス 2008

榎本 博明『心を強くするストレスマネジメント』日経文庫 2017

取りもどす16の方法』学陽書房 1998
ジュディス・A・コーエン 他（編集）『子どものためのトラウマフォーカスト認知行動療法―さまざまな臨床現場におけるTF-CBT実践ガイド』岩崎学術出版社 2015
デボラ・リー『トラウマへのセルフ・コンパッション』金剛出版 2018
ジョン・G.アレン『愛着関係とメンタライジングによるトラウマ治療：素朴で古い療法のすすめ』北大路書房 2017
K. L.ケイン『レジリエンスを育む―ポリヴェーガル理論による発達性トラウマの治癒』岩崎学術出版社 2019
デイビッド・M・クラーク『対人恐怖とPTSDへの認知行動療法―ワークショップで身につける治療技法』星和書店 2008
マギー・シャウアー『ナラティヴ・エクスポージャー・セラピー―人生史を語るトラウマ治療』金剛出版 2010
M. E.ブラウシュタイン『実践 子どもと思春期のトラウマ治療―レジリエンスを育てるアタッチメント・調整・能力（ARC）の枠組み』岩崎学術出版社 2018
キャロリン・シンプソン『PTSDってなに？―トラウマ体験後のケア（10代のセルフケア）』大月書店 2008
小野 修『トラウマ返し―子どもが親に心の傷を返しに来るとき』黎明書房 2007
矢幡 洋『危ない精神分析：マインドハッカーたちの詐術』亜紀書房 2003
ウルズラ・ヌーバー『〈傷つきやすい子ども〉という神話：トラウマを超えて』岩波現代文庫 2005
斎藤 学『封印された叫び―心的外傷と記憶』講談社 1999
津田 彰 他（編集）『臨床ストレス心理学（叢書 実証にもとづく臨床心理学）』東京大学出版会 2013
藤沢 敏雄（編集）『トラウマ―心の痛手の精神医学（メンタルヘルス・ライブラリー）』批評社 2002
小田 晋 他『ニート ひきこもり/PTSD/ストーカー（心の病の現在）』新書館 2005
棚瀬 一代『虐待と離婚の心的外傷』朱鷺書房 2001
ハワード・J.パラド 他『心的外傷の危機介入―短期療法による実践』金剛出版 2003

参考文献

リサ・ルイス『トラウマを乗り越えるためのガイド：マインドフルネスとメンタライゼーションの実践』創元社 2012

クラウディア・ブラック『あなたの苦しみを誰も知らない―トラウマと依存症からのリカバリーガイド』金剛出版 2021

ウルリッヒ・シュニーダー 他（編）、前田 正治 他（監訳）『トラウマ関連疾患心理療法ガイドブック：事例で見る多様性と共通性』誠信書房 2017

リサ・M・ナジャヴィッツ『トラウマとアディクションからの回復―ベストな自分を見つけるための方法』金剛出版 2020

M.ウィルキンソン『セラピーと心の変化：情動・愛着・トラウマ、そして脳科学』木立の文庫 2021

ローレンス・ヘラー 他『発達性トラウマ：その癒やしのプロセス―早期トラウマは，自己調整，自己イメージ，および対人関係能力にどのように影響するか―』星和書店 2021

杉村 省吾『トラウマとPTSDの心理援助―心の傷に寄りそって』金剛出版 2009

伊藤 正哉 他『こころを癒すノート：トラウマの認知処理療法自習帳』創元社 2012

野呂 浩史『トラウマセラピー・ケースブック 症例にまなぶトラウマケア技法』星和書店 2016

野呂 浩史『トラウマセラピーのためのアセスメントハンドブック』星和書店 2021

B・O・ロスバウム 他『PTSDの持続エクスポージャー療法ワークブック トラウマ体験からあなたの人生を取り戻すために』星和書店 2012

フランシーン・シャピロ『過去をきちんと過去にする：EMDRのテクニックでトラウマから自由になる方法』二瓶社 2017

フランシーヌ・シャピロ『EMDR―外傷記憶を処理する心理療法』二瓶社 2004

P.スミス 他『子どもと家族の認知行動療法3 PTSD』誠信書房 2013

安 克昌『新増補版 心の傷を癒すということ：大災害と心のケア』作品社 2019

西尾 和美『機能不全家族―「親」になりきれない親たち』講談社プラスアルファ文庫 2015

西尾 和美『アダルト・チルドレン 癒しのワークブック―本当の自分を

エリアナ・ギル『虐待とトラウマを受けた子どもへの援助：統合的アプローチの実際』創元社 2013

笠原 麻里『子どものトラウマ―アセスメント・診断・治療』金剛出版 2019

デニス・M.ドノヴァン『トラウマをかかえた子どもたち：心の流れに沿った心理療法』誠信書房 2000

鵜飼 奈津子『虐待を受けた子どものアセスメントとケア：心理・福祉領域からの支援と協働』誠信書房 2021

トマス・バーニー『胎児は知っている母親のこころ：子どもにトラウマを与えない妊娠期・出産・子育ての科学』日本教文社 2007

メグ・ジェイ『逆境に生きる子たち――トラウマと回復の心理学』早川書房 2018

ランディ・バンクロフト『DV・虐待にさらされた子どものトラウマを癒す』明石書店 2006

エリアナ・ギル『子どものポストトラウマティック・プレイ：虐待によるトラウマの心理療法』誠信書房 2022

アリシア・F・リーバマン『虐待・DV・トラウマにさらされた親子への支援 子ども － 親心理療法』日本評論社 2016

海野 千畝子『子ども虐待への心理臨床：病的解離・愛着・EMDR・動物介在療法まで』誠信書房 2015

服部 雄一『ひきこもりと家族トラウマ』日本放送出版協会 2005

小野 真樹『発達障がいとトラウマ：理解してつながることから始める支援』金子書房 2021

藤原 ちえこ『本気でトラウマを解消したいあなたへ』日貿出版社 2020

デイヴィッド・エマーソン『トラウマをヨーガで克服する』紀伊國屋書店 2011

P. A.ラヴィーン『トラウマと記憶：脳・身体に刻まれた過去からの回復』春秋社 2017

ピーター・リヴァイン『心と身体をつなぐトラウマ・セラピー』雲母書房 2008

リサ・M・ナジャヴィッツ『PTSD・物質乱用治療マニュアル―「シーキングセーフティ」』金剛出版 2017

松木 邦裕『トラウマの精神分析的アプローチ』金剛出版 2021

背景にある傷みに気づく』医学書院 2021
宮田 量治『外傷性ひきこもり 日本的な複雑性PTSDへの支援と治療』星和書店 2021
アラン・ヤング『PTSDの医療人類学』みすず書房 2001
田中 雅一 他（編集）『トラウマを生きる（トラウマ研究１）』京都大学学術出版会 2018
田中 雅一 他（編集）『トラウマを共有する（トラウマ研究２）』京都大学学術出版会 2019
下河辺 美知子『歴史とトラウマ』作品社 2000
鈴木 國文『トラウマと未来 精神医学における心的因果性（精神科医からのメッセージ）』勉誠出版 2005
水島 広子『新装版 トラウマの現実に向き合う：ジャッジメントを手放すということ』創元社 2021
水島 広子『正しく知る心的外傷・PTSD　～正しい理解でつながりを取り戻す～（ぐっと身近に人がわかる）』技術評論社 2011
水島 広子『対人関係療法でなおす トラウマ・PTSD:問題と障害の正しい理解から対処法、接し方のポイントまで』創元社 2011
ナディン・バーク・ハリス『小児期トラウマと闘うツール――進化・浸透するACE対策（フェニックスシリーズ）』パンローリング 2019
ドナ・ジャクソン・ナカザワ『小児期トラウマがもたらす病 ACEの実態と対策（フェニックスシリーズ）』パンローリング 2018
亀岡 智美 他『子どものトラウマとPTSDの治療：エビデンスとさまざまな現場における実践』誠信書房 2021
亀岡 智美『子ども虐待とトラウマケア―再トラウマ化を防ぐトラウマインフォームドケア』金剛出版 2020
ブルース・D.ペリー『犬として育てられた少年 子どもの脳とトラウマ』紀伊國屋書店 2010
ジュディス・A・コーエン 他『子どものトラウマと悲嘆の治療―トラウマ・フォーカスト認知行動療法マニュアル』金剛出版 2014
スッダ・クドゥバ『こどものスモールトラウマのためにできること：内面で何が起きているのか』春秋社 2021
エリアナ・ギル『虐待を受けた子どものプレイセラピー』誠信書房 1997

の知)』人文書院 2005
西澤 哲『子どものトラウマ』講談社現代新書 1997
西澤 哲『トラウマの臨床心理学』金剛出版 1999
スベトラーナ・マスコトーバ『トラウマからの回復 ブレインジムの「動き」がもたらすリカバリー』星和書店 2013
レノア・テア『記憶を消す子供たち』草思社 1995
レノア・テア『恐怖に凍てつく叫び—トラウマが子どもに与える影響』金剛出版 2006
ステファン・W・ポージェス『ポリヴェーガル理論入門：心身に変革をおこす「安全」と「絆」』春秋社 2018
津田 真人『ポリヴェーガル理論への誘い』星和書店 2022
津田 真人『「ポリヴェーガル理論」を読む からだ・こころ・社会』星和書店 2019
花丘 ちぐさ『その生きづらさ、発達性トラウマ？：ポリヴェーガル理論で考える解放のヒント』春秋社 2020
花丘 ちぐさ『なぜ私は凍りついたのか：ポリヴェーガル理論で読み解く性暴力と癒し』春秋社 2021
野坂 祐子『トラウマインフォームドケア：“問題行動”を捉えなおす援助の視点』日本評論社 2019
川野 雅資『トラウマインフォームドケア実践ガイド』精神看護出版 2022
バベット・ロスチャイルド『これだけは知っておきたいPTSDとトラウマの基礎知識』創元社 2015
青木 省三『ぼくらの中の「トラウマ」』ちくまプリマー新書 2020
ジェニーナ・フィッシャー『トラウマによる解離からの回復：断片化された「わたしたち」を癒す』国書刊行会 2020
アナベル・ゴンザレス『複雑性トラウマ・愛着・解離がわかる本』日本評論社 2020
原田 誠一『複雑性PTSDの臨床—“心的外傷～トラウマ”の診断力と対応力を高めよう』金剛出版 2021
アリエル・シュワルツ『複雑性PTSDの理解と回復—子ども時代のトラウマを癒すコンパッションとセルフケア』金剛出版 2022
青木 省三 他（編集）『大人のトラウマを診るということ：こころの病の

飛鳥井 望『複雑性PTSDの臨床実践ガイド トラウマ焦点化治療の活用と工夫』日本評論社 2021

飛鳥井 望　他『複雑性PTSDとは何か—四人の精神科医の座談会とエッセイ』金剛出版 2022

白川 美也子『トラウマのことがわかる本 生きづらさを軽くするためにできること（健康ライブラリーイラスト版）』講談社 2019

白川 美也子『子どものトラウマがよくわかる本（健康ライブラリーイラスト版）』講談社 2020

白川 美也子『赤ずきんとオオカミのトラウマ・ケア：自分を愛する力を取り戻す〔心理教育〕の本』アスク・ヒューマンケア 2016

オロール・サブロー=セガン『トラウマを乗りこえるためのセルフヘルプ・ガイド』河出書房新社 2006

友田 明美『新版 いやされない傷—児童虐待と傷ついていく脳』診断と治療社 2012

友田 明美『子どもの脳を傷つける親たち』NHK出版新書 2017

友田 明美『親の脳を癒やせば子どもの脳は変わる』NHK出版新書 2019

宮地 尚子『傷を愛せるか』大月書店 2010

宮地 尚子『トラウマ』岩波新書 2013

宮地 尚子『環状島＝トラウマの地政学』みすず書房 2018

宮地 尚子『トラウマの医療人類学【新装版】』みすず書房 2019

宮地 尚子『環状島へようこそ トラウマのポリフォニー』日本評論社 2021

宮地 尚子『震災トラウマと復興ストレス』岩波ブックレット 2011

小西 聖子『インパクト・オブ・トラウマ—被害者相談の現場から（アエラブックス）』朝日新聞社 1999

小西 聖子『新版 トラウマの心理学 心の傷と向きあう方法』NHK出版 2012

小西 聖子『トラウマの心理学（NHK人間講座）』日本放送出版協会 2000

森 茂起（編集）『トラウマの表象と主体（心の危機と臨床の知）』新曜社 2003

森 茂起『トラウマの発見』講談社 2005

森 茂起（編集）『埋葬と亡霊—トラウマ概念の再吟味（心の危機と臨床

2019
ASK（アルコール薬物問題全国市民協会）『季刊［ビィ］Be!120号』アスク・ヒューマン・ケア 2015
ベッセル・A.ヴァンダーコーク『サイコロジカル・トラウマ』金剛出版 2004
ベセル・A.ヴァン・デア・コルク（編集）、西澤哲（監訳）『トラウマティック・ストレス：PTSDおよびトラウマ反応の臨床と研究のすべて』誠信書房 2001
クラウディア・ハーバート『心に傷をうけた人の心のケア―PTSD（心的外傷後ストレス症候群）を起こさないために』保健同人社 1999
ピーター・A・ラヴィーン『身体に閉じ込められたトラウマ：ソマティック・エクスペリエンシングによる最新のトラウマ・ケア』星和書店 2016
エドナ・B・フォア『PTSD治療ガイドライン（第2版）』金剛出版 2013
マーク・ミカーリ、ポール・レルナー（編）、金 吉晴（訳）『トラウマの過去』みすず書房 2017
M・J・フリードマン他（編）、金 吉晴（監訳）『PTSDハンドブック―科学と実践』金剛出版 2014
金 吉晴 他『PTSD（心的外傷後ストレス障害）』（こころのライブラリー）星和書店 2004
金 吉晴（編集）『心的トラウマの理解とケア』じほう 2006
杉山 登志郎『子ども虐待という第四の発達障害』（ヒューマンケアブックス）学研プラス 2007
杉山 登志郎『発達障害の薬物療法―ASD・ADHD・複雑性PTSDへの少量処方』岩崎学術出版社 2015
杉山 登志郎（編集）『発達性トラウマ障害のすべて（こころの科学増刊）』日本評論社 2019
杉山 登志郎『発達性トラウマ障害と複雑性PTSDの治療』誠信書房 2019
杉山 登志郎『テキストブック TSプロトコール―子ども虐待と複雑性PTSDへの簡易処理技法』日本評論社 2021
飛鳥井 望『PTSDとトラウマのすべてがわかる本（健康ライブラリーイラスト版）』講談社 2007
飛鳥井 望『PTSDの臨床研究―理論と実践』金剛出版 2008

に何をもたらすか/特集 精神看護学をどのように工夫して教えていますか?』医学書院 2015

『精神科看護』編集委員会『精神科看護 2021年2月号（48-2）特集 トラウマ・インフォームドケア（TIC）―「トラウマの眼鏡」でみることで看護は広がる』精神看護出版 2021

『精神科看護』編集委員会『精神科看護 2022年2月号（49-2）特集 トラウマインフォームドケアの実践が広がっている』精神看護出版 2022

『精神医学 2019年 10月号 特集　トラウマインフォームドケアと小児期逆境体験』医学書院 2019

下山 晴彦（編集）『臨床心理学第14巻第3号―発達障害研究の最前線』金剛出版 2014

森岡 正芳（編集）『臨床心理学　第19巻第5号　オープンダイアローグ―心理職のために』金剛出版 2019

橋本 和明（編集）『臨床心理学 第20巻第1号　人はみな傷ついている―トラウマケア』金剛出版 2020

大嶋 栄子（編集）『臨床心理学 第21巻第4号 トラウマ/サバイバル』金剛出版 2021

『精神療法第43巻第3号―オープンダイアローグ』金剛出版 2017

『精神療法第43巻第4号―愛着障害』金剛出版 2017

『精神療法 第45巻第3号―複雑性PTSDの臨床―“心的外傷～トラウマ”の診断力と対応力を高めよう』金剛出版 2019

『精神療法 第47巻第4号 複雑性PTSDを知る―総論，実態，各種病態との関連』金剛出版 2021

『精神療法 第47巻第5号　複雑性PTSDと接する―さまざまな治療的アプローチ』金剛出版 2021

加藤 寛（編集）『こころの科学 165号【特別企画】トラウマ』日本評論社 2012

前田 正治（編集）『こころの科学 208号【特別企画】：トラウマ臨床の明日』日本評論社 2019

村上 伸治（編集）『こころの科学216号【特別企画】大人の愛着障害』日本評論社 2021

兼本 浩祐（編集）『こころの科学221号【特別企画】解離に出会うとき』日本評論社 2021

滝川 一廣（編集）『そだちの科学 32号 発達障害の30年』日本評論社

参考文献（順不動）

Bessel A. van der Kolk, Susan Roth, David Pelcovitz, Susanne Sunday, Joseph Spinazzola Disorders of Extreme Stress: The Empirical Foundation of a Complex Adaptation to Trauma, Journal of Traumatic Stress, Vol. 18, No. 5, October 2005, 389-399.

Bessel A van der Kolk Developmental Trauma Disorder Psychiatric Annals; May 2005; 35, 5, 401-408

Lenore C. Terr Childhood Traumas:An Outline and Overview, FOCUS Summer 2003, Vol. I, No. 3 322-334

Marc Schmid, Franz Petermann and Joerg M Fegert, Developmental trauma disorder: pros and cons of including formal criteria in the psychiatric diagnostic systems, BMC Psychiatry 2013, 13:3

Bessel van der Kolk The Body Keeps the Score: Mind, Brain and Body in the Transformation of Trauma（『身体はトラウマを記録する』紀伊國屋書店）2015

Judith Lewis Herman MD Trauma and Recovery: The Aftermath of Violence--from Domestic Abuse to Political Terror（『心的外傷と回復〈増補版〉』みすず書房）1992

Ruth A. Lanius The Impact of Early Life Trauma on Health and Disease: The Hidden Epidemic, 2010

Javier Iribarren, Paolo Prolo, Negoita Neagos and Francesco Chiappelli Post-Traumatic Stress Disorder: Evidence-Based Research for the Third Millennium, Evidence-baced Complementary and Alternative Medicine, 2(4)503-512, 2005

日本トラウマティック・ストレス学会『トラウマティック・ストレス』vol1-1-vol20-1　日本トラウマティック・ストレス学会 2003-2022

『精神科治療学 Vol.29 No.5 2014年05月号〈特集〉トラウマという視点から見た精神科臨床』星和書店 2014

『精神科治療学 Vol.33 No.3 2018年3月号〈特集〉オープンダイアローグと精神科臨床』星和書店 2018

『精神科治療学 Vol.35 No.6 2020年6月号〈特集〉トラウマ臨床の新しい動向と広がり』星和書店 2020

『精神看護 2015年 9月号 特別記事 オープンダイアローグは精神科医療

ディスカヴァー
携書
246

発達性トラウマ
「生きづらさ」の正体

発行日　2023年2月17日　第1刷
　　　　2024年11月10日　第3刷

Author　みき いちたろう
Book Designer　石間 淳
Publication　株式会社ディスカヴァー・トゥエンティワン
〒102-0093　東京都千代田区平河町2-16-1 平河町森タワー11F
TEL　03-3237-8321（代表）　03-3237-8345（営業）
FAX　03-3237-8323
https://d21.co.jp/

Publisher　谷口奈緒美
Editor　藤田浩芳

Store Sales Company　佐藤昌幸　蛯原昇　古矢薫　磯部隆　北野風生　松ノ下直輝　山田諭志　鈴木雄大　小山怜那　町田加奈子

Online Store Company　飯田智樹　庄司知世　杉田彰子　森谷真一　青木翔平　阿知波淳平　井筒浩　大﨑双葉　近江花渚　副島杏南　徳間凜太郎　廣内悠理　三輪真也　八木眸　古川菜津子　斎藤悠人　高原未来子　千葉潤子　藤井多穂子　金野美穂　松浦麻恵

Publishing Company　大山聡子　大竹朝子　藤田浩芳　三谷祐一　千葉正幸　中島俊平　伊東佑真　榎本明日香　大田原恵美　小石亜季　舘瑞恵　西川なつか　野﨑竜海　野中保奈美　野村美空　橋本莉奈　林秀樹　原典宏　牧野類　村尾純司　元木優子　安永姫菜　浅野目七重　厚見アレックス太郎　神日登美　小林亜由美　陳玟萱　波塚みなみ　林佳菜

Digital Solution Company　小野航平　馮東平　宇賀神実　津野主揮　林秀規

Headquarters　川島理　小関勝則　大星多聞　田中亜紀　山中麻吏　井上竜之介　奥田千晶　小田木もも　佐藤淳基　福永友紀　俵敬子　池田望　石橋佐知子　伊藤香　伊藤由美　鈴木洋子　福田章平　藤井かおり　丸山香織

Proofreader　文字工房燦光
DTP　株式会社RUHIA
Printing　共同印刷株式会社

ISBN978-4-7993-2934-4

携書ロゴ：長坂勇司
携書フォーマット：石間　淳